Astrid Steinkamp

Abnehmen in den Wechseljahren

Deinen Stoffwechsel anregen und gesund Abnehmen. Effektiv das Fett verbrennen am Bauch und deine Hormone natürlich regulieren für weniger Hitzewallungen in der Menopause

RedFOX
VERLAG

www.redfox-verlag.de

ISBN: 9798554238055

Inhalt

Über die Autorin

Astrid Steinkamp wurde am 3. März 1963 in Esslingen am Neckar geboren. Nach dem Abitur studierte sie an der Universität Hohenheim Ernährungswissenschaften mit den Schwerpunkten Ernährungsforschung und Beratungspsychologie. Anschließend arbeitete sie viele Jahre als selbstständige Ernährungsberaterin. Sie ist verheiratet, hat zwei erwachsene Kinder und lebt mit ihrem Mann in der Nähe von Reutlingen.

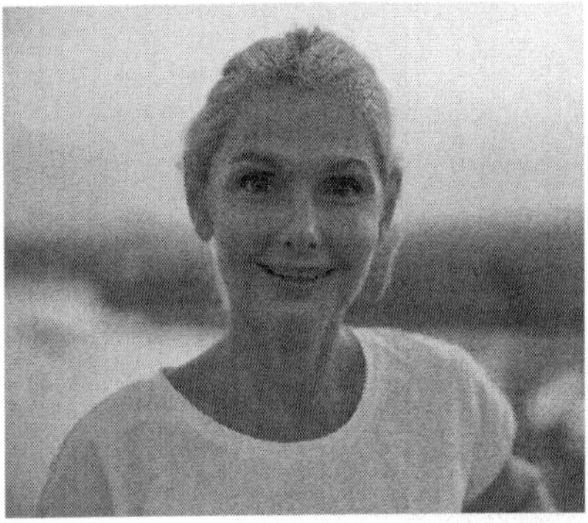

Bereits während ihres Studiums entdeckte sie ihr Interesse fürs Schreiben. Da sie jedoch relativ früh Mutter wurde, geriet ihr Talent vorerst in Vergessenheit. Astrid Steinkamp hat sich in ihren Büchern vor allem dem Thema Abnehmen gewidmet. Das liegt in erster Linie daran, dass sie selbst in ihrer Jugend übergewichtig war und deshalb weiß, welches Leid dahinterstecken kann. In ihrer ersten Schwangerschaft nahm sie noch einiges an Gewicht zu.

Sie besann sich wieder auf ihr Studium der Ernährungswissenschaften, machte sich ihr Wissen zunutze und entwickelte einen speziellen Ernährungs- und Trainingsplan. Innerhalb von einem Jahr hatte sie auf gesunde Art und Weise zum ersten Mal in ihrem Leben Idealgewicht erreicht. Nach diesem persönlichen Erfolg, wollte sie anderen Frauen Mut machen und ihnen einen effektiven Weg zum Wunschgewicht aufzeigen.

Einleitung

Abnehmen ist immer ein schwieriges Thema, denn häufig purzeln die Pfunde nicht so leicht, wie man sich das vorgestellt hat. Wenn du dich bereits in den Wechseljahren befindest, wirst du vielleicht schon festgestellt haben, dass die Kilos sich noch wesentlich hartnäckiger halten. Als ob Frauen in der Menopause nicht schon genug mit allen möglichen Beschwerden gestraft werden. Zur Krönung kommen auch noch Gewichtsprobleme hinzu.

Das liegt in erster Linie an dem großen Hormonchaos, das in deinem Körper gerade tobt. Außerdem verlangsamt sich dein Stoffwechsel, und Muskelmasse schwindet schneller. Selbst wenn du weniger isst, wird sich das Abnehmen demnach schwierig gestalten. Allerdings ist es auch nicht unmöglich, wieder deine Traumfigur zu erreichen. In unserem Ratgeber klären wir dich umfassend über die Veränderungen während der Wechseljahre auf und geben Dir jede Menge Tipps, wie du dein Gewicht reduzieren und dauerhaft halten kannst.

Die vier Phasen der Wechseljahre

Die Wechseljahre erstrecken sich über einen Zeitraum von etwa 10 bis 20 Jahren und beginnen bei den meisten Frauen so um das 45. Lebensjahr herum. Das so genannte Klimakterium bezeichnet die hormonelle Umstellung, die vor und nach deiner letzten Monatsblutung in deinem Körper vonstattengeht. Ab Mitte 40 produzieren die weiblichen Eierstöcke immer geringere Mengen der Hormone Progesteron und Östrogen, wobei es zunächst an ersterem mangelt. Durch das Sinken der Hormonspiegel kommt es teilweise zum Ausbleiben des Eisprungs und zu Unregelmäßigkeiten der Periode.

Bis zum Alter von 65 Jahren hat sich der Hormonstatus in der Regel auf einem niedrigen Niveau eingependelt. Grundsätzlich wird die Menopause in vier Phasen eingeteilt, wobei jede gewisse Beschwerden mit sich bringen kann. Die Betonung liegt auf „kann“, denn nicht jede Frau quält sich durch die Wechseljahre. Etwa ein Drittel bleibt größtenteils von den üblichen

Zipperlein verschont, während ein anderes Drittel eine erhebliche Minderung der Lebensqualität erlebt. Jede Frau macht ihre ganz eigenen Erfahrungen mit den Wechseljahren, denn auch die vier Phasen können unterschiedlich lange dauern. Auf jeden Fall markiert die Menopause einen ganz neuen Lebensabschnitt mit einigen Veränderungen.

DIE PRÄMENOPAUSE

Die Prämenopause ist die erste Phase der Wechseljahre und dauert durchschnittlich vom 40. bis zum 48. Lebensjahr. In diesem Zeitraum arbeiten die Eierstöcke schon wesentlich langsamer und produzieren immer weniger Sexualhormone. Zyklusstörungen können sich in einer unregelmäßigen Periode aber auch in einer wesentlich stärkeren oder länger anhaltenden Blutung äußern. Oftmals werden die Regelblutungen zunächst kürzer, um dann wiederum ein paar Tage länger zu dauern. Auch das prämenstruelle Syndrom mit erhöhter Reizbarkeit, Wassereinlagerungen, Schlafstörungen, Brustspannen und Kopfschmerzen kann in dieser Zeit stärker sein. In dieser Phase sinkt vor allem das Progesteron rapide ab, so dass es häufig zu einer so genannten Östrogendominanz kommt. Das bedeutet, dass Östrogen nun nicht mehr durch den Gegenspieler Progesteron ausgebremst wird. Viele Frauen bemerken aber bereits ab einem Alter von etwa 35 Jahren die ersten Veränderungen des Hormonhaushalts. Bei manchen Frauen stellen die Eierstöcke ihre Tätigkeit bereits vor dem 40. Lebensjahr ein, wobei man dann von vorzeitigen Wechseljahren spricht.

DIE PERIMENOPAUSE

Vor der eigentlichen Menopause, also der letzten Monatsblutung, kommt noch die Perimenopause, die sich normalerweise im Alter von 48 bis 52 Jahren bemerkbar macht und rund vier Jahre anhält. Da in deinen Eierstöcken jetzt keine Follikel mehr heranreifen, kommt es zusehends zu Zyklusstörungen und Unregelmäßigkeiten. In dieser Phase lässt also auch die Konzentration des Östrogens nach, das für den weiblichen Zyklus ebenfalls enorm wichtig ist. Viele Frauen haben jetzt mit den klassischen Beschwerden der Wechseljahre zu kämpfen wie Hitzewallungen, Depressionen, Schweißausbrüchen, Schlafstörungen, Bluthochdruck,

Stimmungsschwankungen, innere Unruhe, Gelenkschmerzen und Erschöpfung. Darüber hinaus werden die Haut und die Schleimhäute viel trockener, außerdem klagen viele über vermehrten Haarausfall.

Die Perimenopause ist für den Großteil der Betroffenen die schwierigste Phase, da die Beschwerden hier am stärksten ausgeprägt sind. Nun werden vom Körper nur noch die männlichen Geschlechtshormone gebildet. Die Perimenopause ist äußerst unberechenbar, und der Hormonstatus kann sich von heute auf morgen verändern. Wenn du die vier weiblichen Sexualhormone Östrogen, Progesteron, FSH (Follikel stimulierendes Hormon) und LH (Luteinisierendes Hormon) bestimmen lässt, dann macht das in dieser Zeit eigentlich wenig Sinn.

MENOPAUSE

Die Menopause ist die dritte Phase auf dem Weg durch die Wechseljahre. Zu diesem Zeitpunkt hast du deine allerletzte Regelblutung. Normalerweise erleben die meisten Frauen die Menopause zwischen dem 49. und 55. Lebensjahr. Jetzt werden nur noch so wenig weibliche

Hormone gebildet, da kein Eisprung mehr stattfindet. Da man erst von der Menopause sprechen kann, wenn du 12 Monate lang keine Blutung mehr gehabt hast, kann der Zeitpunkt erst im Nachhinein bestimmt werden. Es kommt ganz selten vor, dass du von einem Monat auf den anderen keine Regelblutung mehr hast. Meistens ist die Blutung einfach kürzer oder bleibt auch mal komplett aus.

POSTMENOPAUSE

Die meisten Frauen haben es mit etwa 52 Jahren geschafft und die Wechseljahre hinter sich gebracht. In der Postmenopause produziert dein Körper nur noch ganz wenig Östrogen und Progesteron, dafür aber mehr FSH und LH. Womöglich wirst Du noch ein wenig von den typischen Symptomen der Perimenopause geplagt. Ansonsten könnte die Haut jetzt schlaffer und trockener werden. Das trifft auch auf die Schleimhäute der Geschlechtsorgane und des Harntrakts zu. Weitere Beschwerden können Osteoporose, Harninkontinenz, Haarausfall, Antriebslosigkeit, Herz-Kreislauf-Erkrankungen und ein Damenbart sein. Allerdings sind diese Probleme längst nicht mehr so stark ausgeprägt wie zu einem früheren Zeitpunkt des Klimakteriums. Dein Körper hat sich nämlich mittlerweile an die hormonelle Umstellung gewöhnt.

Zeit der hormonellen Veränderungen

Dein Zyklus wird bis zum Beginn der Wechseljahre durch das Zusammenspiel verschiedener Hormone aufrechterhalten. Jeden Monat bereitet sich dein Körper auf die mögliche Befruchtung und Einnistung einer Eizelle in deiner Gebärmutter vor. Du wirst zu einem bestimmten Zeitpunkt bemerken, dass es zu Störungen dieses regelmäßigen Zyklus kommt. Dieser wird entweder kürzer oder länger, und auch die Dauer und Stärke der Menstruation kann sich verändern. Immer häufiger gibt es auch Zyklen, in denen es nicht zu einem Eisprung kommt. Deren Anzahl nimmt dann im weiteren Verlauf des Klimakteriums immer weiter zu. In der Perimenopause kann die Zykluslänge um bis zu sieben Tage variieren, während eine Amenorrhö in der späten Perimenopause keine Seltenheit ist. Das bedeutet, dass die Monatsblutung auch einmal für bis zu 60 Tage pausieren kann.

Wenn in den fruchtbaren Jahren jeden Monat ein Follikel heranreift, produziert dieser Östrogene. Dazu wird er von den Hormonen FSH und LH stimuliert, die von der Hirnanhangdrüse gebildet werden. Die erste Zyklushälfte wird vom Östrogen dominiert, nach dem erfolgten Eisprung produzieren die Eierstöcke dann mehr Progesteron. In der Perimenopause ermüden die Eierstöcke immer mehr, so dass das FSH überhandnimmt. Dieses regt wiederum die Östrogenbildung und die Reifung der Follikel an. Neben diesem Östrogenüberschuss kommt es auch zu einem Progesteronmangel, so dass ein Ungleichgewicht entsteht. In diesem Fall spricht man dann von einer so genannten Östrogendominanz, unter der ein Großteil der Frauen in dieser Phase der Wechseljahre leidet.

Die Anzahl der Follikel wird immer geringer, bis schließlich alle aufgebraucht sind. Die Aktivität der Eierstöcke versiegt zusehends, so dass in der Folge auch keine weiblichen Hormone mehr gebildet werden und auch die Monatsblutung komplett zum Erliegen kommt. Jetzt wirst du unter Umständen auch die Auswirkungen des Östrogenmangels zu spüren bekommen. Hast du mehrere Wochen und Monate keine Menstruation mehr, bedeutet dies nicht zwangsläufig, dass die Eierstöcke nicht mehr funktionieren. Die Menopause hast du erst dann erreicht, wenn du ein ganzes Jahr lang keinerlei Blutung mehr hattest.

Warum fällt das Abnehmen in den Wechseljahren schwer?

Vielen Frauen bereitet das Abnehmen und das Halten ihres Gewichts ein Leben lang Probleme. Es gibt eben Menschen, die von Natur aus wesentlich schneller zunehmen und bei der Gewichtsreduktion Probleme haben. Jetzt ist es aber so, dass einige nach dem Überschreiten der magischen 40 auch zunehmen, obwohl sie gar nichts an ihrem Essverhalten geändert haben. Womöglich bewegen sie sich auch nicht weniger als sonst, und trotzdem legen sie sogar an Gewicht zu.

Natürlich kann man sich das im ersten Moment nicht erklären, warum das Gewicht in den Wechseljahren ein solches Kopfzerbrechen bereiten kann. Vielleicht hast du ja bisher penibel auf deine Figur geachtet, und dann bemerkst du jetzt das eine oder andere Pölsterchen? Dieses Ärgernis hat verschiedene Ursachen, die allesamt im Klimakterium auf dich zukommen. Schon ab dem 30. Lebensjahr wird Muskelmasse abgebaut und durch Fett ersetzt. Wahrscheinlich ist dir bekannt, dass mehr Muskeln auch mehr Energie verbrennen.

Folglich sinkt dein täglicher Grundumsatz, wenn du weniger Muskelmasse hast. Jüngere Frauen verbrennen am Tag über 2.000 Kilokalorien, ohne dass sie sich stark bewegen. Bist du in den Wechseljahren oder hast diese bereits hinter dir, hast du nur noch einen Grundumsatz von knapp über 1.200 Kilokalorien. Da dieser sehr niedrig ist, fällt das Abnehmen natürlich schwer. Auf der anderen Seite verändert sich ja dein Appetit nicht. So ist es nicht weiter verwunderlich, dass Frauen im Alter zwischen 45 und 55 Jahren im Durchschnitt mindestens fünf Kilo zunehmen. Wenn du also die Kalorienzufuhr nicht drosselst und an den neuen Grundumsatz anpasst, dann wird der Überschuss auf jeden Fall in Fett umgewandelt.

Doch das war ja noch nicht alles, denn auch dein so genannter Leistungsumsatz bewegt sich zur gleichen Zeit nach unten. Dein Leistungsumsatz ist diejenige Energie, die du für alle körperlichen Aktivitäten brauchst. Nicht selten bewegen wir uns ja mit zunehmendem Alter weniger und werden gerne bequem und träge. In dieser Altersgruppe gibt es weltweit die meisten Sportmuffel. Durch das Absinken des Östrogenspiegels dominieren die männlichen Sexualhormone immer mehr. Das hat zur Folge, dass sich Fett jetzt nicht mehr wie bisher an den Oberschenkeln und den Hüften ablagert, sondern bevorzugt am Bauch. Frauen in den Wechseljahren haben deshalb gerne einen mehr oder weniger großen Bauch. Eigentlich logisch, denn dies entspricht der typisch männlichen Fettverteilung. Die sexy Taille verschwindet, und die Brüste sind längst nicht mehr so fest.

Schließlich wird auch dein Stoffwechsel ab einem Alter von etwa 45 Jahren träger. Diverse Abbauprozesse sind ja bereits länger in Gang, legen jetzt aber nochmal einen ordentlichen Zahn zu. Wenn Du eine Frau im Alter von 50 Jahren mit einer 30-Jährigen vergleichst, dann hat der Körper der älteren einen etwa doppelt so hohen Fettanteil, obwohl das Gewicht das gleiche ist. Da Frauen in den Wechseljahren zu depressiven Verstimmungen neigen, kompensieren einige dies mir vermehrtem Essen. Auf der anderen Seite können sie sich aber auch nicht zu mehr Bewegung aufraffen. Wie du siehst, im Grunde spielen viele Faktoren eine Rolle und können in einen echten Teufelskreis führen.

STRESS KANN DICK MACHEN

Du kannst dir sicher vorstellen, was die Wechseljahre für einen Stress erzeugen können, wenn du dir die vielfältigen körperlichen und psychischen Beschwerden anschaust. In deinem Körper herrscht, hormonell gesehen, das reinste Chaos. Dein Organismus wird komplett durcheinandergewirbelt und muss sich erst an die veränderte Situation anpassen, wozu er schließlich viele Jahre benötigt.

Hormonelle Schwankungen können Frauen in jedem Lebensabschnitt aus dem Gleichgewicht bringen, denn sie reagieren äußerst sensibel darauf. Dein Körper gerät in Stress, weil er nicht weiss, wie er mit diesen riesigen Veränderungen umgehen soll. Unser Alltag ist ohnehin von Hektik und Stress geprägt. Jetzt kommen auch noch Ängste und Sorgen hinzu, die mit dem Alter zu tun haben. Vielleicht leidest du unter der nachlassenden Jugendlichkeit deines Äußeren oder der verminderten Leistungsfähigkeit? Egal, ob der Stress von innen oder außen kommt, er erzeugt immer gewisse Reaktionen in deinem Körper.

Wenn die Rede von Stress ist, dann muss vor allem über das Stresshormon, das Cortisol, gesprochen werden. Dieses ist nämlich für zahlreiche Vorgänge im Körper zuständig, und viele davon haben auch mit dem Gewicht zu tun. Dein Hungergefühl, der Blutzuckerspiegel und die Verdauung werden beispielsweise von diesem Hormon reguliert.

Stress war einst für den Menschen für das Überleben wichtig, denn durch die Ausschüttung von Cortisol wurde der Organismus in Alarmbereitschaft versetzt. Egal ob derjenige sich für die Flucht oder das Kämpfen entschied, für beides brauchte er mehr Energie. Der Körper setzt jetzt schlagartig Energie frei, die nur mit Hilfe von Insulin aus der Bauchspeicheldrüse verwertet werden kann. Nur mit Hilfe von Glukose kann die Energie auch in die Körperzellen gelangen. Da heutzutage aber weder Flucht noch Kampf notwendig sind, hat der Organismus einen Energieüberschuss. Diese Energie speichert er erstmal als Fett, und das ausgerechnet am Bauch, denn dort steht es bei Bedarf schnell zur Verfügung.

Leider hat das Cortisol auch einen Einfluss auf die Schilddrüse, was sich wiederum auf das Abnehmen auswirkt. Wird dauerhaft Cortisol im Übermaß ausgeschüttet, drosselt die Schilddrüse die Produktion ihrer Hormone. Da die

Schilddrüse auch für die Steuerung des Stoffwechsels verantwortlich ist, lässt dieser dann natürlich nach. Schließlich essen viele Frauen in Stresssituationen auch deutlich mehr, so dass Stress immer kontraproduktiv für die Gewichtsreduktion ist.

Den persönlichen Stoffwechsel-Typ herausfinden

Eventuell hast du ja schon mal etwas vom Abnehmtyp gehört und konntest dir aber nichts darunter vorstellen? Wissenschaftler haben festgestellt, dass jeder Mensch einen individuellen Stoffwechsel hat. Wenn er diesen beim Abnehmen berücksichtigt, wird er wesentlich größere Erfolge erzielen. Du kannst demnach leichter und schneller abnehmen, wenn du dich an eine bestimmte Ernährungsweise hältst. Das so genannte Metabolic Typing kann dir also bei der Gewichtsreduktion helfen und anschließend auch das Halten deines Wunschgewichts erleichtern. Sobald du also herausgefunden hast, welcher Stoffwechsel-Typ du bist, weißt du auch, was für einem Abnehmtyp du entsprichst.

Insgesamt gibt es drei Stoffwechsel-Typen, nämlich den Eiweiß-Typ, den Kohlenhydrat-Typ und den Misch-Typ. Kurz gesagt bedeutet dies, dass dem einen eher Proteine bekommen und dem anderen Kohlenhydrate. Schließlich gibt es auch noch Menschen, bei denen es keinen Unterschied macht. Egal, welcher Typ du bist, es geht nicht um eine vorübergehende Umstellung der Ernährungsgewohnheiten, sondern um eine langfristige Veränderung.

Wenn Du die Ernährung dauerhaft an deinen Stoffwechsel-Typ anpasst, dann solltest Du nach dem Abnehmen eigentlich nie Probleme mit dem gefürchteten Jojo-Effekt bekommen. Du erreichst dadurch auf Dauer einen wesentlich effektiveren Stoffwechsel, der auch nicht überlastet wird. In der Folge hast du weniger Heißhunger, du isst weniger und kannst auch eine Verbesserung der Fettverbrennung feststellen. Ein zu langsamer oder zu schneller Stoffwechsel kann also durchaus mit der falschen Ernährungsweise zusammenhängen.

DER EIWEIß-TYP

Solltest Du der Eiweiß-Typ sein, wird es dich oft nach salzigen und fettigen Speisen gelüsten. Dir steht also häufig der Sinn nach Pizza, Chips oder Fast Food. Bei Süßigkeiten kannst Du nicht wiederstehen, und die Tüte Chips ist in der

Regel auch an einem Abend leer. Nach den Mahlzeiten hast du kein Sättigungsgefühl und naschst auch gerne zwischendrin, weil du schnell hungrig bist. Dein Energielevel hängt stark mit dem Genuss bestimmter Lebensmittel zusammen. Nach dem Essen bist du häufig müde und antriebslos, während du nach dem Genuss von Süßigkeiten sehr aufgedreht sein kannst.

Um erfolgreich abzunehmen, musst du dich mehr auf Eiweiße und Fette konzentrieren und die Kohlenhydrate reduzieren. Natürlich gehören Kohlenhydrate auch weiterhin auf deinen Speiseplan, aber setze häufiger auf Vollkornprodukte, Obst und Gemüse. Dazu dann noch tierische Produkte wie Fisch, Fleisch, Milchprodukte und Eier. Bevorzuge ungesättigte Fette, aus Nüssen, Fisch oder Olivenöl, da diese wesentlich gesünder sind.

Als Eiweiß-Typ ist es wichtig, dass du einen konstanten Blutzuckerspiegel hast, damit du nicht ständig hungrig bist. Nimm nicht zu viel raffinierte Kohlenhydrate in Form von Zuckerhaltigem oder Weißmehlprodukten zu dir. Kohlenhydrate werden von deinem Organismus viel schneller verwertet, so dass du nach dem Essen bald wieder Hunger bekommst. Gemüse ist wichtig für deine Ernährung, doch verzehre vor allem Sorten, die nicht so viele Kohlenhydrate enthalten wie beispielsweise Gurke, Blumenkohl, Spinat oder Zucchini. Nicht so gut geeignet sind hingegen Kartoffeln, Bohnen, Mais, Erbsen und Rüben. Da der Anteil an Ballaststoffen in stärkearmen Gemüsesorten meisten höher ist, sättigen sie auch besser. Wenn Du Obst oder Obstsäfte zu dir nimmst, dann möglichst niemals auf nüchternen Magen. Das würde deinen Blutzuckerspiegel extrem schnell an- und wieder absteigen lassen, so dass Heißhunger vorprogrammiert wäre.

DER KOHLENHYDRAT-TYP

Beim Kohlenhydrat-Typ ist es genau andersherum, denn er kann lange Zeit ohne Essen auskommen und entwickelt erst sehr spät Hungergefühle. Das liegt oftmals daran, dass diese Menschen schnell unter Stress stehen und sich dann auch nicht um Mahlzeiten scheren. Wenn Appetit vorhanden ist, dann meistens auf etwas Süßes. Auffällig ist auch das außergewöhnliche Verlangen nach koffeinhaltigen Getränken. Leider tut sich der Kohlenhydrat-Typ mit dem Abnehmen ganz besonders schwer.

Falls du diesem Typ entsprichst, solltest du hauptsächlich Kohlenhydrate zu dir nehmen und an Fetten sparen. Ideal für dich wären Eiweißquellen, die nicht sehr viel Fett enthalten. Auf deinen Speiseplan gehören vor allem Fisch, Reis, Meeresfrüchte, Geflügel, Vollkornprodukte, Obst und Gemüse. Falls du nach dem Verzehr von fettarmen Milchprodukten keine Müdigkeit verspürst, kannst du sie zu dir nehmen. Versuche, den Konsum von koffeinhaltigen Getränken deutlich einzuschränken. Obwohl du überwiegend auf Kohlenhydrate setzen sollst, bedeutet dies nicht, dass du viel Süßkram, Brot oder süße Getränke zu dir nehmen solltest. Nimmst du nicht ausreichend Eiweiß und Ballaststoffe zu dir, wirst auch du von Heißhunger geplagt.

Bei einer abwechslungsreichen Ernährung sind für dich alle Obst- und Gemüsesorten geeignet, auch solche mit einem höheren Anteil an Fruchtzucker oder Stärke. Falls du also nicht überwiegend süße Lebensmittel verzehrst und auf genügend Proteine achtest, darfst du ruhig auch zu Bananen, Datteln, Mais oder Kartoffeln greifen. Kohlenhydrate passen also in deinen Ernährungsplan, bevorzuge aber lieber die komplexen Kohlenhydrate und schränke den Konsum von Süßem und Weißmehlprodukten etwas ein. Wenn du sehr fettreich isst, wird sich das wahrscheinlich in Müdigkeit äußern. Fettarme Milchprodukte werden in der Regel wesentlich besser vertragen. Teile deinen Ernährungsplan am besten in 70 Prozent Kohlenhydrate, 20 Prozent Eiweiß und 10 Prozent Fett ein.

DER MISCH-TYP

Falls du dem Misch-Typ entsprichst, darfst du dich glücklich schätzen, denn du solltest kaum Probleme bei der Gewichtskontrolle haben. Fressattacken werden dich nur selten überkommen, höchstens mal Heißhunger, abwechselnd auf Salziges oder Süßes. Womöglich leidest du häufiger unter innerer Unruhe und Abgeschlagenheit. Für dich geht es vor allem darum, deine Ernährung abwechslungsreich zu gestalten und auf ein ausgeglichenes Verhältnis zwischen Kohlenhydraten, Eiweiß und Fetten zu setzen. Dein Stoffwechsel ist so ausgeglichen, dass dein Körper alle drei Komponenten optimal verwerten kann.

Aus diesem Grund gibt es bezüglich deiner Ernährung keinerlei Einschränkungen. Dennoch solltest du darauf achten, nicht eine Nährstoffgruppe deutlich zu bevorzugen, zumindest nicht über einen längeren Zeitraum. Gesundheitsschädlich kann ein Zuviel an einfachen Kohlenhydraten, oder ungesunden Fetten sein. Außerdem darf es zu keinem Mangel an lebensnotwendigen Vitaminen und Mineralstoffen kommen.

Ideale Ernährungsformen zum Abnehmen in den Wechseljahren

Wenn du dein Gewicht in den Wechseljahren reduzieren möchtest, kommt es in erster Linie auf ein Kaloriendefizit und ausreichend Bewegung an. Für welche Ernährungsform du dich letztendlich entscheidest, oder ob du einfach nur die Kalorienzufuhr reduzierst, das bleibt ganz alleine dir überlassen. Um langfristig abnehmen zu können, sollte die Ernährung immer zum persönlichen Alltag und den eigenen Bedürfnissen passen. Nur so kannst du diese Ernährungsvariante auch dauerhaft in dein Leben integrieren ohne ständig frustriert und übel gelaunt zu sein.

Dennoch gibt es ein paar Ernährungsformen, welche die Pfunde eventuell leichter und schneller purzeln lassen. Aus den folgenden Vorschlägen musst du das passende für dich heraussuchen. Manchmal musst du auch erst verschiedene Varianten ausprobieren, um dann die beste Lösung zu finden.

Dein Stoffwechsel funktioniert in den Wechseljahren nicht mehr so einwandfrei wie zuvor. Häufig reicht es bei weitem nicht aus, die Kalorienzufuhr einfach zu senken. Wenn du eine Crash-Diät machst oder sogar hungerst, wird dein Grundumsatz noch weiter reduziert, so dass dein Körper noch weniger Energie verbrennt. Isst du dann irgendwann wieder halbwegs normal, wirst du ganz schnell noch mehr Kilos auf den Rippen haben. Aus diesem Grund ist es ganz wichtig, dass dein Stoffwechsel wieder angeregt und Muskulatur aufgebaut wird.

INTERVALLFASTEN

Immer wieder hört man in den Medien von neuen Erkenntnissen der Ernährungswissenschaftler. Es wird ständig geforscht, welche Ernährungsweise denn nun am ehesten ein gesundes Abnehmen ermöglicht. Aktuell sprechen viele über das so genannte Intervallfasten, bei dem sich die Mahlzeiten genau nach der Uhrzeit richten. Das Intervallfasten begünstigt nicht nur die Gewichtsabnahme, sondern soll gleichzeitig auch einen gewissen Schutz vor der Entstehung von Diabetes bieten.

Im Grunde handelt es sich um normales Fasten, also den kompletten Verzicht auf Nahrung und gewisse Getränke. Allerdings wird in diesem Fall nur in bestimmten Zeiträumen gefastet und nicht mehrere Tage am Stück. Beim Intervallfasten kannst du dich zwischen den Methoden 16:8 und 5:2 entscheiden, wobei erstere von den meisten bevorzugt wird. Du kannst während acht Stunden des Tages zwei Mahlzeiten zu dir nehmen, die restlichen 16 Stunden fastest du.

Etwas schwieriger in der Umsetzung ist die 5:2 Variante, denn dabei ernährst du dich an fünf Tagen der Woche normal und fastest dann zwei Tage lang komplett. In den fünf Tagen zählst du keine Kalorien, an den anderen zwei Tagen sind die Kalorien auf 850 bei Männern und auf 800 bei Frauen reduziert. Du solltest an diesen Tagen Kohlenhydrate von deinem Speiseplan streichen und nur Wasser oder ungesüßten Tee trinken. Ziel ist, dass dein Organismus beim Fasten auf deine Reserven zugreift. Suche dir am besten die beiden Tage in der Woche zum Fasten aus, an denen du so wenig Stress wie möglich hast.

Wesentlich einfacher geht es mit der 16:8 Variante, denn eigentlich lässt du nur das Abendessen oder das Frühstück ausfallen. Das Fasten geht quasi während des Schlafens vonstatten. Da die Verdauung nicht in diese Zeit fällt, kann sich auch deine Schlafqualität deutlich verbessern.

Fasten ist für den Körper ganz natürlich

Den Menschen liegt das Fasten eigentlich im Blut, denn früher gab es auch nicht jeden Tag ausreichend Nahrung. An einigen Tagen konnten sie es sich nach Herzenslust gutgehen lassen, während es an anderen kaum etwas zu essen gab. Der menschliche Körper hat sich auf Hungerszeiten eingestellt und legt sich für schlechte Tage Energiereserven an. Dein Organismus kann dann auch den Energieverbrauch herunterfahren und bedient sich an Proteinen aus der Muskulatur. Das Intervallfasten hat den großen Vorteil, dass deine Muskelmasse nicht verringert wird, wie das bei längerem Fasten der Fall sein kann. Außerdem geht dein Stoffwechsel auch nicht in die Knie, so dass du später keinen Jojo-Effekt befürchten musst.

Darüber hinaus kommt das Fasten auch deinem Zucker- und Fettstoffwechsel zugute.

Du musst selbst herausfinden, ob das Intervallfasten für dich die beste Methode zum Abnehmen ist. Während der Schwangerschaft oder in der Stillzeit muss unbedingt darauf verzichtet werden. Auch wenn Du an Krebs erkrankt bist, niedrigen Blutdruck hast, eine chronische Erkrankung oder eine Stoffwechselerkrankung hast, solltest du im Vorfeld mit einem Mediziner über dein Vorhaben sprechen. Achte unbedingt darauf, dass du in den Phasen, in denen du essen darfst, nur normale Portionen zu dir nimmst.

Statt Wasser darfst du auch ungesüßten Tee oder leichte Gemüsebrühe trinken. Halte Essenspausen von vier bis fünf Stunden ein, in dieser Zeit sind auch Snacks tabu. Sonst würde der Blutzuckerspiegel in die Höhe schnellen und eine Ausschüttung von Insulin stattfinden. In der Folge stagniert der Fettabbau, und durch die Unterzuckerung kommt es zu Heißhunger.

LOW CARB

Da während der Wechseljahre Kohlenhydrate und Zucker von deinem Körper nicht mehr so gut verwertet werden können, macht eine kohlenhydratarme Ernährung definitiv Sinn. Um leichter abzunehmen oder dein Gewicht zu halten wäre deshalb auch die Low Carb Ernährung einen Versuch wert. Du verzichtest dabei weitgehend auf Kohlenhydrate und nimmst mehr Eiweiß und gesunde Fette zu dir. Wenn Du wenig Kohlenhydrate in deinen Speiseplan einbaust, dann bevorzuge Vollkornprodukte und Kartoffeln. Achte aber darauf, dass du pro Tag 150 Gramm Kohlenhydrate nicht überschreitest.

Low Carb zählt seit über 15 Jahren zu den wichtigsten Ernährungstrends und findet immer mehr Anhänger. Das liegt wohl daran, dass diese Ernährungsweise mit einer Menge Vorteilen punkten kann und auch dauerhaft anwendbar ist. Für viele gehören die klassischen Sättigungsbeilagen wie Kartoffeln, Nudeln oder Reis einfach zu den Mahlzeiten Früher war das auch vollkommen legitim, denn die Menschen haben körperlich viel mehr gearbeitet. Heutzutage sind sie eher Bewegungsmuffel und verbrennen deshalb auch wesentlich weniger Kalorien.

Die Vorteile der Low Carb Ernährung

Du wirst schnell feststellen, dass du keine Kohlenhydrate brauchst, um nach einer Mahlzeit gut gesättigt zu sein. Ganz im Gegenteil, dein Organismus braucht viele mehr Zeit für die Verdauung von Fetten und Proteinen, so dass du sogar länger von einem Sättigungsgefühl profitieren kannst. Mit Hilfe von Low Carb kannst du nicht nur das Unterhautfett verlieren, das man mit bloßem Auge sieht. Diese Ernährungsform reduziert auch das so genannte viszerale Fett, von dem deine inneren Organe umgeben sind. Dieses stellt eine besondere Gefahr für deine Gesundheit dar. Studien haben bewiesen, dass du durch den Verzicht auf Kohlenhydrate wesentlich schneller Gewicht verlieren kannst. Durch das Vermeiden von Übergewicht, kannst du auch das Risiko für Herz-Kreislauf-Erkrankungen senken. Dazu trägt auch die Regulation des Cholesterinspiegels bei, was dich vor einem Herzinfarkt schützen kann.

Wenn der Fokus auf Eiweißen und Fetten liegt, dann bleibt auch dein Blutzuckerspiegel relativ konstant. Durch den Konsum von Kohlenhydraten wird vermehrt Insulin ausgeschüttet. Deine Leistungsfähigkeit steigt schlagartig an, um aber ebenso rasch wieder abzufallen, was zu Lasten deiner Konzentrationsfähigkeit geht. Sobald du dich nach Low Carb ernährst, wird dein Körper gleichmäßig mit Energie versorgt, was auch deiner mentalen Leistungsfähigkeit zugutekommt. Darüber hinaus wirst du bei der Low Carb Ernährung weniger Wassereinlagerungen haben und viel besser schlafen.

Darauf kommt es bei der Low Carb Ernährung an

Bei Low Carb handelt es sich eigentlich um eine langfristige Ernährungsumstellung und nicht um eine vorübergehende Diät. Sicher wird es für dich zunächst etwas gewöhnungsbedürftig sein, auf die üblichen Sättigungsbeilagen weitgehend zu verzichten. Low Carb bedeutet aber im Grunde keinen Verzicht, die speziellen Rezepte sind äußerst schmackhaft, so dass du kaum etwas vermissen wirst. Auch Süßspeisen musst du fortan nicht aus deinem Leben verbannen.

Du wirst dich auch nicht an einen strikten Ernährungsplan halten müssen, denn Low Carb ist individuell an deinen Alltag und an deine Vorlieben anpassbar. Womöglich wirst du zu Beginn häufiger Hungergefühle haben, denn dein Körper muss sich erst an diese neue Ernährungsform gewöhnen. Statt Kohlenhydrate sorgen ab jetzt gesunde Fette für das Sättigungsgefühl, weshalb du eine ausreichende Menge davon aufnehmen musst. Es funktioniert demnach nicht, dass du dich bei Low Carb auch noch fettarm ernährst. Verwende für die Zubereitung der Speisen am besten ein gutes Olivenöl, verzehre mehrmals in der Woche Fisch und baue Avocados in deine Ernährung ein.

Verachte nicht den Kohlenhydratgehalt von verschiedenen Obst- und Gemüsesorten. Auch wenn sie äußerst gesund sind, musst du mit viel Bedacht auswählen. Denkbar ungeeignet sind beispielsweise Bananen, Mais, Kartoffeln und Erbsen. Besorg dir am besten ein Buch oder eine App mit den Nährwertangaben zu den einzelnen Lebensmitteln. Erstelle dir lieber einen Ernährungsplan für jeden Tag, denn Snacks und Fast Food passen nicht unbedingt zur Low Carb Ernährung. Vermeide also unbedingt, dir unterwegs etwas zum Essen zu besorgen, falls dich der Hunger übermannt. Dennoch solltest du aber auch nicht auf alles verzichten, eine gelegentliche Ausnahme stellt deshalb kein Problem dar.

MITTELMEER-DIÄT

Diverse Untersuchungen haben ergeben, dass Menschen aus den Mittelmeerländern besonders gesund leben. Das liegt in erster Linie an ihrer Ernährungsweise, die viel frisches Gemüse und Fisch beinhaltet. Das ist doch eigentlich eine traumhafte Vorstellung, dass du wie im Urlaub essen und ganz nebenbei noch abnehmen kannst. Mittelmeer-Diät ist eigentlich die falsche Bezeichnung, denn auch diese Ernährungsform eignet sich perfekt für die dauerhafte Umsetzung. Bei dieser Ernährungsweise kommt es auf Vielseitigkeit, die Verwendung gesunder Lebensmittel, Ausgewogenheit und einen hervorragenden Geschmack an. Du solltest dir für den Verzehr der ballaststoffreichen Mischkost ausreichend Zeit nehmen und die Speisen genießen.

Die Mittelmeer-Diät ist sicher keine Möglichkeit, innerhalb von kürzester Zeit ordentlich an Gewicht zu verlieren. Du wirst durchschnittlich etwa zwei Kilo im Monat abnehmen, was aber einer sehr gesunden Gewichtsreduktion entspricht. Nur wenn du langsam abnimmst, kannst du dein Wunschgewicht anschließend auch gut halten. Auch wenn rund ums Mittelmeer viel Olivenöl verwendet wird, solltest du berücksichtigen, dass Fett besonders viele Kalorien enthält.

Wichtige Aspekte der Mittelmeer-Diät

Die Mittelmeerküche basiert auf viel frischem Gemüse und Obst. Mediterrane Salate und Fisch stehen mehrmals wöchentlich auf dem Speiseplan. Die wertvollen Inhaltsstoffe haben einen positiven Effekt auf deinen Cholesterinspiegel, so dass das Risiko für die Entwicklung von Herz-Kreislauf-Erkrankungen sinkt. Natürlich dürfen auch Pasta, Reis, Brot und Hülsenfrüchte nicht fehlen, wobei du aber auf deren hohen Kaloriengehalt achten musst. Verfeinert werden die Gerichte mit kaltgepresstem Olivenöl, Knoblauch und diversen Kräutern. Bei der Mittelmeer-Diät geht es nicht nur ums Abnehmen, sondern auch um viel Genuss. Deshalb solltest du bei den Mahlzeiten für eine entspannte Atmosphäre sorgen und genügend Zeit einplanen. Nach rund 20 Minuten setzt nämlich das natürliche Sättigungsgefühl ein, so dass du wesentlich weniger zu dir nimmst.

Wenn du dich an den geeigneten Lebensmitteln orientierst, musst du gar keine Kalorien zählen. Zur Mittelmeer-Diät passen frische Salate, Gemüse, Obst, Fisch, Meeresfrüchte, Olivenöl, Knoblauch, Kräuter, Geflügel, Reis, Nudeln, Hülsenfrüchte, Mandeln, fettarme Milchprodukte, Vollkornbrot, Sauerteigbrot und Rotwein in Maßen. Weniger kompatibel sind hingegen rotes Fleisch und fetthaltige Milchprodukte.

Verringere deinen Salzkonsum und verwende zum Würzen lieber frische Kräuter, das ist gesünder und wesentlich schmackhafter. Falls du zwischendurch etwas Hunger hast, sind Nüsse ein idealer Snack, denn sie stecken voller gesunder Fette und sättigen gut. Rotes Fleisch ist nicht gut, deshalb setze eher auf Geflügel, wenn dir der Sinn nach Fleisch steht. Produkte aus Schafs- oder Ziegenmilch enthalten viel weniger Fett als Kuhmilchprodukte und sind somit die bessere Wahl. Durch den Verzehr von viel Obst und Gemüse bekommt dein Körper alle notwendigen Vitamine und Mineralstoffe, so dass kein Mangel entstehen kann. Beim Frühstück solltest du dich jedoch nicht an den Südländern orientieren, denn diese trinken meistens nur Kaffee und essen vielleicht noch etwas Gebäck dazu. Wesentlich besser geeignet sind Joghurt oder Müsli mit frischem Obst.

VEGETARISCHE ERNÄHRUNG

Vegetarismus erfreut sich einer immer größeren Beliebtheit, da er zahlreiche gesundheitliche Vorteile verspricht. Tatsächlich kann es auch hilfreich sein, sich zum Abnehmen vegetarisch oder vegan zu ernähren. Mehrere Studien weisen darauf hin, dass man mit einer vegetarischen Ernährungsweise einen wesentlich schnelleren Gewichtsverlust erzielen kann. Und das ist vollkommen unabhängig von der tatsächlich zugeführten Kalorienmenge. Durch die Bevorzugung von pflanzlicher Kost kannst du auch deine Stoffwechselfunktionen verbessern und somit einen späteren Jojo-Effekt verhindern. Selbst der Low Carb Ernährung war der Vegetarismus in puncto Abnehmen deutlich überlegen.

Warum die vegetarische Ernährung so effektiv in Bezug auf eine Gewichtsreduktion ist, hat mehrere Gründe. Zum einen wird ja auf Fleisch verzichtet, was an sich schon einiges an Kalorien einspart. Fleisch, und vor allem Wurstwaren, können sehr fetthaltig sein und somit die

Kalorienaufnahme deutlich steigern. Zum Anbraten von Fleisch wird Fett oder Öl benötigt, was wiederum für ein Plus auf dem Kalorienkonto sorgt. Natürlich steht auch paniertes Fleisch hoch im Kurs, doch die leckere Panade saugt Fett wie ein Schwamm auf. Eine Kalorienfalle wäre beim Vegetarismus schon einmal ausgeschaltet, doch diese stellt ja nicht die einzige Gefahr für deine Traumfigur dar. Wenn du stattdessen jetzt überwiegend auf zucker- und fetthaltige Lebensmittel setzt, ist die Gewichtsabnahme zum Scheitern verurteilt.

Tipps für das Abnehmen mittels vegetarischer Ernährung

Zunächst einmal geht es um die optimale Verteilung der Makronährstoffe für eine gesunde und ausgewogene Ernährung. Damit deine Muskelmasse während des Kaloriendefizits erhalten bleibt, sollten 20 bis 25 Prozent der Kalorien auf Proteine entfallen. Weitere 25 Prozent der Tageskalorienmenge machen gesunde Fette aus. Deshalb bevorzuge am besten fettarme Eiweißquellen wie Hüttenkäse, Magerquark oder Skyr. Damit es nicht zu einem Nährstoffmangel kommt, achte bitte auch auf eine ausreichende Zufuhr an Mikronährstoffen.

Vegetarismus ist grundsätzlich sehr gesund, doch ist es durchaus möglich, sich dabei ungesund zu ernähren. Stehen regelmäßig Fast Food, Süßigkeiten und Fertiggerichte auf deinem Speiseplan, dann bezeichnet man das auch als Pudding-Vegetarismus. Zucker ist ein wichtiges Thema, denn in diese Falle tappen leider relativ viele Vegetarier. Gerade in Fertiggerichten und Getränken verstecken sich große Mengen Zucker. Dieser lässt deinen Blutzuckerspiegel ständig in die Höhe schnellen, so dass du permanent Heißhunger entwickelst.

Viel zu trinken ist bei jeder Diät wichtig, doch für Vegetarier gilt dies in ganz besonderem Maße. Das liegt daran, dass Du bei vegetarischer Ernährung viele Ballaststoffe zu dir nimmst. Da diese im Verdauungstrakt Wasser binden, können Verdauungsbeschwerden entstehen, falls der Körper nicht mit genug Flüssigkeit versorgt wird. Sicher hast du auch als Vegetarier häufiger mal Lust auf einen Snack. Wie schnell geht der Griff dann zu Chips, Salzbrezeln, Popcorn oder Gummibärchen? Setze zum Abnehmen bewusst auf gesunde Snacks wie Rohkost mit einem leichten Dip oder Obst.

VEGANE ERNÄHRUNG

Die Steigerung des Vegetarismus ist der Veganismus, bei dem komplett auf alle tierischen Erzeugnisse verzichtet wird. Studien konnten belegen, dass Veganer im Vergleich einen wesentlich niedrigeren Body-Mass-Index (BMI) haben, was einem gesunden Körpergewicht entspricht. Mit Hilfe der veganen Ernährung, die zudem noch bewusst fettarm gestaltet wird, kann der größte Fettverlust bei der Gewichtsreduktion erzielt werden. Ein Kalorienzählen ist normalerweise nicht notwendig, denn die Kalorienzufuhr ist in der Regel automatisch vermindert. Dennoch kannst du dich als Veganer bei jeder Mahlzeit satt essen.

Dass du mit veganen Lebensmitteln so leicht abnimmst liegt vor allem daran, dass du viel Vollkornprodukte, Hülsenfrüchte, Obst und Gemüse konsumierst. Diese haben einen hohen Anteil an Wasser und Ballaststoffen, so dass sie lange sättigen und kein Heißhunger entsteht. Komplexe Kohlenhydrate sind hervorragende Energielieferanten, so dass du nach dem Essen nicht müde und abgeschlagen bist.

Die Zusammensetzung des veganen Speiseplans

Gemüse bildet die Basis der veganen Ernährung, daran darfst du dich nach Herzenslust satt essen. Gemüse ist von Natur aus arm an Kohlenhydraten und Fett. Es füllt deinen Magen und hält dich schön lange satt, und das auf eine sehr gesunde Art und Weise, da sehr viele Vitamine und Mineralien darin enthalten sind. Energie beziehst du bei einer veganen Ernährung hauptsächlich aus Getreideprodukten und Hülsenfrüchten. Gut geeignet sind Vollkornbrot, Vollkornnudeln, Haferflocken, Bohnen, Linsen und Erbsen. Bohnen stecken voller Proteine, so dass sie nicht nur gut sättigen, sondern auch deine Muskelmasse erhalten und deinen Stoffwechsel aufrechterhalten. Das verhindert auch einen Jojo-Effekt, wenn du dein Zielgewicht erreicht hast.

Natürlich gibt es mittlerweile auch eine riesige Auswahl an veganen Süßigkeiten und Ersatzprodukten. Das bedeutet allerdings noch lange nicht, dass sie auch figurfreundlich sind, denn am Kaloriengehalt ändert sich häufig nichts. Deshalb sollten vor allem unverarbeitete Lebensmittel auf deinem Speiseplan stehen. Eine echte vegane Kalorienbombe ist veganer

Käse, denn er enthält sehr viel Fett. Aus diesem Grund musst du bei veganen Produkten immer auf die Nährwerttabelle auf der Verpackung achten und den Fettgehalt ausfindig machen. In der Regel sehr fettarm sind hingegen viele Fleischersatzprodukte, denn sie werden auf der Basis von Sojaprotein hergestellt.

Es gibt inzwischen auch vegane Nuss-Nougat-Creme, Schokolade, Sahne, Keks oder Chips, doch kalorienärmer sind diese auch nicht. Aus diesem Grund solltest du nur ab und zu darauf zurückgreifen. Auch wenn du vegan abnehmen möchtest, musst du dir natürlich nicht alles verkneifen, denn nur so gelingt eine langfristige Ernährungsumstellung. Zu den Dickmackern zählt nicht nur das Fett, sondern auch Zucker. Zucker wird ja in vielen Produkten gar nicht mehr verwendet und durch Alternativen ersetzt. Diese Zuckerersatzstoffe wie Glukose-Fruktose-Sirup enthalten zwar weniger oder gar keine Kalorien, können dafür aber ordentlich den Appetit anregen.

Tipps zur Abdeckung des Nährstoffbedarfs

Dein Körper kann nur Fettreserven abbauen, wenn du weniger Kalorien zu dir nimmst, als er verbraucht. Wenn du die Kalorienzufuhr drosselst, bekommt dein Organismus gleichzeitig auch eine geringere Menge an lebensnotwendigen Nährstoffen. Beim Veganismus werden teilweise ganze Lebensmittelgruppen ausgeklammert, so dass du die Lebensmittel mit viel Bedacht auswählen musst, um keinen Mangel zu erleiden. In diesem Fall kommt es auf eine hohe Nährstoffdichte an.

Kalorienreiche Getränke und Süßkram sollten weitgehend weggelassen werden, denn sie enthalten so gut wie keine Nährstoffe. Das gleiche gilt für Weißmehlprodukte wie Nudeln, Toastbrot oder Brötchen. Vollkornnudeln und Vollkornbrot sind deshalb die bessere Alternative. Gemüse ist reich an Nährstoffen und sorgt für ein langanhaltendes Sättigungsgefühl.

Wichtig ist auch, dass du täglich Hülsenfrüchte zu dir nimmst, denn sie liefern deinem Körper viel Eisen. Damit dein Organismus das Eisen überhaupt optimal verwerten kann, ist er auf Vitamin C angewiesen. Deshalb sollten auch Paprika, Zitrusfrüchte und Kiwis häufiger auf deinem Ernährungsplan stehen. Calcium kannst du als Veganer aus Sojamilch, Sojayoghurt oder Tofu beziehen. Veganern mangelt es oftmals an Vitamin B12 und Jod. B12 wird bei veganer Ernährung gar nicht aufgenommen, und Jod kommt nur in Algen vor. Aus diesem Grund solltest du mittels Nahrungsergänzungsmitteln dauerhaft supplementieren.

Hast du Lust bekommen selbst leckere Gerichte zu kochen? Dann habe ich dir ein paar-Rezepte zu den einzelnen Ernährungsformen am Ende dieses Buches zusammengestellt. Falls du die Diäten in deinen Alltag einbauen wills, habe ich dir meine Lieblings Bücher ganz am Ende dieses Buches zusammengestellt.

WIE VIELE MAHLZEITEN AM TAG FÖRDERN DIE GEWICHTS-ABNAHME?

Wenn du die ideale Ernährungsform für dich gefunden hast, geht es noch um die Klärung der Frage, wie viele Mahlzeiten du am Tag zu dir nehmen solltest. Diese Frage kann leider nicht allgemein gültig beantwortet werden, denn die Empfehlungen gehen diesbezüglich stark auseinander. Während einige drei feste Mahlzeiten propagieren, halten andere mehrere kleine Mahlzeiten am Tag für sinnvoll. In erster Linie kommt es darauf an, mit welcher Variante du am besten zurechtkommst. Am Ende des Tages zählt nur die Kalorienbilanz und nicht, wie du diese Kalorien verteilt hast.

Jeder Mensch hat einen anderen Tagesablauf, vor allem durch den Beruf und andere Verpflichtungen bedingt. Deine Ernährung sollte optimal auf deinen Alltag abgestimmt sein, damit du dir keine zusätzlichen Probleme und Stress schaffst. Es gibt zwar einige Studien zu dieser Frage, doch sie kamen zu keinem eindeutigen Ergebnis. Du kennst deinen Körper selbst am besten, so dass du ihm auch vertrauen kannst. Es geht beim Abnehmen in den

Wechseljahren also vor allem um deine Intuition. Diese ist wesentlich wichtiger als irgendwelche strikten Vorgaben. Du musst herausfinden, was für dich am besten funktioniert und die besten Resultate erzielt.

Viele kennen aus ihrer Kindheit drei feste Mahlzeiten, diese entsprachen einem geregelten Tagesablauf. Für berufstätige Menschen lässt sich diese Variante auch heute noch am leichtesten umsetzen. Wenn du in Vollzeit arbeitest, bleibt ohnehin kaum Zeit, um zwischendurch etwas zu essen. Deshalb ist es ideal, wenn du vor der Arbeit frühstückst, mittags auf der Arbeit eine Kleinigkeit isst und dann abends die Hauptmahlzeit zu dir nimmst. Falls dein Arbeitgeber Kantinenessen anbietet, kannst du natürlich auch das Mittagessen zu deiner Hauptmahlzeit machen und dann abends nur noch etwas leichtes essen. Bei drei Mahlzeiten täglich fällt es dir sicher auch wesentlich leichter, nicht ständig irgendwelchen kulinarischen Versuchungen nachzugeben. Dein Körper schüttet nicht ständig Insulin aus, was wiederum dem Fettabbau zugutekommt.

Dies bedeutet jedoch nicht, dass fünf Mahlzeiten nicht gut für dich geeignet wären. Falls du leicht Heißhunger entwickelst, wäre es sogar als bessere Lösung anzusehen. Zwischen den drei Hauptmahlzeiten kannst du dann noch zwei Snacks einplanen und verhinderst dadurch, dass du bei Frühstück, Mittagessen und Abendessen über die Stränge schlägst. Dein Körper ist dadurch den ganzen Tag über optimal mit Energie versorgt, was eine konstante Leistungsfähigkeit gewährleistet. Achte jedoch darauf, dass die Snacks nicht zu üppig ausfallen und dass du die Kalorien bei den Hauptmahlzeiten im Gegenzug ein wenig reduzierst. Ideale Snacks wären beispielsweise Nüsse, Obst oder etwas Gemüse.

Wie du siehst gibt es keine allgemeine Empfehlung für das Abnehmen während der Menopause, denn beide Varianten können mit Vor- und Nachteilen aufwarten. Vielleicht stört dich ein knurrender Magen nicht, so dass du gut mit drei Mahlzeiten ohne Snacks zurechtkommst. Gerade das Intervallfasten zeigt, dass es durchaus Sinn machen kann, die eine oder andere Mahlzeit ausfallen zu lassen. Snacks können auch schnell zur Stolperfalle werden, denn der Kalorienanteil wird gerne unterschätzt. Auf der anderen Seite sind Snacks aber auch eine probate Möglichkeit, um Heißhungerattacken gar nicht erst entstehen zu lassen. Solange du ein Kaloriendefizit einhältst, wirst du auf jeden Fall abnehmen, ganz unabhängig von der Anzahl der Mahlzeiten.

CRASH-DIÄTEN SIND KONTRAPRODUKTIV

Es kann passieren, dass du morgens vor dem Spiegel stehst, und deinen Anblick plötzlich nicht mehr ertragen kannst. Oder es steht in wenigen Wochen ein wichtiges Event an, bei dem du besonders gut aussehen möchtest. Natürlich kannst du innerhalb von ein paar Wochen einiges an Gewicht verlieren. Dies ist jedoch sicher nicht möglich, ohne deine Gesundheit zu gefährden. Frauenzeitschrift propagieren ständig neue Wunder-Diäten, mit denen die Pfunde nur so dahinschmelzen sollen. Immer wieder lassen sich zahlreiche Frauen darauf ein und wundern sich dann, dass sie ständig ab- und wieder zunehmen.

Sicher nimmst du rasend schnell ab, da die Kalorienzufuhr ja radikal heruntergefahren wird. Eine Crash-Diät ist aber immer mit einer sehr einseitigen Ernährung verbunden. Häufig wird nur auf bestimmte Nahrungsmittel gesetzt, so dass eine Mangelernährung definitiv vorprogrammiert ist. Von der Kohlsuppen-Diät über die Eier- oder die Kartoffel-Diät ist alles vertreten, so dass jeder nach seinen persönlichen Vorlieben auswählen kann.

Es ist dabei aber ganz offensichtlich, dass dies mit einer gesunden Ernährung gar nichts zu tun hat. Außerdem wird dir das eintönige Essen schnell zum Hals heraushängen. Falls Du zu einem bestimmten Anlass zwei oder drei Kilo verlieren willst, kannst du eine solche Diät natürlich unbedenklich machen. Eine Woche lang kann dein Körper dies gut verkraften, und du bekommst wahrscheinlich ein besseres Körpergefühl. Du darfst dich anschließend aber auch nicht ärgern, wenn die Waage danach bald wieder das alte Gewicht anzeigt. Kaum eine Crash-Diät kommt ohne Jojo-Effekt aus und sorgt erst einmal für einen Verlust an Wasser. Fett hast du deshalb noch lange nicht verloren.

Der typische Verlauf einer Crash-Diät

Bei einer Crash-Diät geht es darum, die Kalorienzufuhr extrem zu reduzieren, so dass Fettreserven angezapft werden müssen. Das ist eigentlich das angestrebte Ziel, doch die Realität sieht leider ganz anders aus. Dein Körper braucht nämlich zuerst schnell verfügbar Energie in Form von Kohlenhydraten auf. Ist dieser Vorrat dann erschöpft, geht es längst noch nicht an die Fettverbrennung. Nächster Angriffspunkt ist deine Muskelmasse, die nach und nach abnimmt, wenn du eine Crash-Diät länger durchziehst.

Schon in der ersten Woche wirst du meistens eine ordentliche Gewichtsabnahme verzeichnen können. Allerdings handelt es sich dabei fast ausschließlich um Wasser, das dem Gewebe entzogen wird. Dein Körper speichert Kohlenhydrate in Form von Glykogen, dessen Wassergehalt bei rund 80 Prozent liegt. Nach der Leerung der Kohlenhydratspeicher, kommt es demnach zum Abbau von Muskeln und Eiweiß, wobei auch das Eiweiß in der Skelettmuskulatur angegriffen wird. Auch bei einer Crash-Diät sind deine Muskeln auf Energie angewiesen, die jedoch nicht verfügbar ist. Im Grunde setzt jetzt der erhoffte Fettstoffwechsel ein, doch du wirst kaum an Gewicht verlieren, da der Energiebedarf inzwischen ja deutlich gesunken ist.

Deinem Körper ist es jetzt daran gelegen, deine Muskelmasse vor Verlusten zu schützen, so dass er fast all seine Energie dafür verwendet. Jetzt bist du im so genannten Hungermodus angekommen, denn dein Organismus arbeitet nur noch auf Sparflamme. Wenn du jetzt nicht umgehend auf eine hohe Eiweißzufuhr und regelmäßige Sporteinheiten achtest, wirst du immer erschöpfter und antriebsloser, wirst aber nicht weiter abnehmen.

Crash-Diäten sind äußerst gefährlich

Es ist vollkommen harmlos und ungefährlich, wenn du für eine Woche eine Crash-Diät machst, um dich wieder wohler in deiner Haut zu fühlen. Unter Umständen ist sie auch gut als Einstieg für die Gewichtsabnahme geeignet, da du durch den schnellen Verlust einiger Pfunde eher motiviert bist. Das kann gerade dann der Fall sein, wenn du stark übergewichtig bist und dich nicht so recht aufraffen kannst. Mach dir aber gleich bewusst, dass du dich nicht auf Dauer so ernähren kannst, denn das würde deinem Körper großen Schaden zufügen.

Andererseits wirst du ohnehin schnell aufgeben, weil eine solche Ernährung gar nichts mehr mit Genuss und Lebensfreude zu tun hat. Dann würdest du wieder essen wie zuvor und müsstest nicht lange auf den berühmt berüchtigten

Jojo-Effekt warten. Eine Mangelernährung lässt sich bei einer Crash-Diät nicht vermeiden, dein Körper würde erst einmal Wasser und Kohlenhydrate ausscheiden. Sind nicht mehr ausreichend Kohlenhydrate vorhanden, mangelt es ihm schlichtweg an Energie, was du an deiner abnehmenden Leistungsfähigkeit rasch bemerken wirst.

Da dein Organismus aber dringend eine Alternative zur Energiegewinnung braucht, markiert dies den Beginn eines extrem negativen Prozesses. Jetzt muss dein Körper unbedingt Fett frei setzen, welches über die Blutbahn auch das Herz erreicht und eine Verfettung auslöst. Da dein Körper nicht mehr alle Nährstoffe bekommt, wird dein Immunsystem zusehends geschwächt, so dass du anfälliger für alle möglichen Erkrankungen wirst. Letztendlich haben all diese Prozesse auch einen negativen Einfluss auf dein Äußeres, denn trockene Haut, brüchige Nägel und Haarausfall werden nicht lange auf sich warten lassen.

EIN BLICK AUF DIE GETRÄNKE LOHNT SICH

Zur Aufrechterhaltung der Gesundheit und fürs allgemeine Wohlbefinden ist eine ausreichende Trinkmenge immer essentiell. Wenn es aber ums Abnehmen geht, ist das Trinken umso wichtiger. Dein Körper besteht aus bis zu 60 Prozent Wasser. Er braucht das Wasser dringend für alle möglichen Prozesse, wie die Regulierung der Körpertemperatur, die Verteilung der Nährstoffe, die Atmung und die Verdauung. Außerdem brauchst du genügend Flüssigkeit, damit deine Konzentrationsfähigkeit nicht leidet.

Beim Abnehmen ist das Wasser in vielerlei Hinsicht wichtig. Da es keinen Effekt auf die Ausschüttung von Insulin hat, kann es zwar nicht sättigend wirken. Trinkst du aber vor dem Essen ein Glas Wasser, dann ist dein Magen leicht gefüllt, so dass du zwangsläufig weniger isst. Gemäß Studien entspricht dies einer Kalorienersparnis von rund 13 Prozent.

Ein anderer Aspekt ist die riesige Kalorienmenge, die manche durch den Konsum süßer

Getränke erreichen. Übergewicht ist demnach nicht unbedingt auf üppiges Essen zurückzuführen, sondern auf Softdrinks & Co. Auch der Zuckergehalt von Fruchtsäften ist nicht zu verachten, das haben viele leider nicht auf dem Schirm. Natürlich ist ein Glas Orangensaft lecker und gesund, aber es enthält auch beachtliche 150 Kalorien. Demnach stehen die Fruchtsäfte den Softdrinks häufig in nichts nach, außer dass sie gesünder sind. Ein anderes Problem sind Kaffeegetränke mit Milch und Zucker. Selbst wenn du deinen Latte Macchiato mit fettarmer Milch zubereitest, kommt er auf 200 Kalorien. Somit erklärt es sich von selbst, dass Wasser das beste Getränk zum Abnehmen ist.

Der Zucker in diesen Getränken hat aber noch andere negative Effekte. Durch die vermehrte Ausschüttung von Insulin steigt der Blutzuckerspiegel an. Das führt nicht nur zur Einlagerung von mehr Fett, sondern bremst auch noch die Fettverbrennung aus. Süße Getränke lassen den Insulinspiegel sogar noch stärker in die Höhe schnellen als Kohlenhydrate, die du bei den Mahlzeiten aufnimmst. Wasser sorgt hingegen für einen konstanten Blutzuckerspiegel, was das Abnehmen merklich erleichtert. Einige Studien liefern sogar einen Hinweis darauf, dass der Energieverbraucht durch das Trinken von Wasser angekurbelt wird. Das liegt daran, dass durch die Flüssigkeit der Stoffwechsel beschleunigt wird.

Für den regulären Ablauf aller Stoffwechselprozesse verbraucht dein Körper jeden Tag etwa 2,5 Liter Wasser. Durch das Trinken dieser Menge füllst du quasi nur wieder die Reserven auf, damit kein Mangel entsteht. Willst du also das Abnehmen durch das Trinken von Wasser unterstützen, musst du mindestens drei bis vier Liter täglich anvisieren. Diese Trinkmenge muss noch einmal erhöht werden, falls du zusätzlich Sport treibst, oder im Sommer sehr viel schwitzt.

Mit Fettburnern den Stoffwechsel anregen

Fettburner sind aktuell in aller Munde, denn diese sollen die Gewichtsabnahme auf natürliche Art und Weise unterstützen. Obwohl es bisher keine wissenschaftlichen Belege für deren Effektivität gibt, sind die Erfolge teilweise doch sehr vielversprechend. Mit gewissen Lebensmitteln kannst du deinen Stoffwechsel fördern, so dass Fett auch besser verbrannt werden kann. Das liegt daran, dass sie ganz bestimmte Substanzen enthalten. Diese können auch für einen konstanten Blutzuckerspiegel sorgen, so dass du nicht unter Heißhunger leiden musst. Es kann also durchaus sinnvoll sein, öfter auf die folgenden Lebensmittel zurückzugreifen.

Wasser

Natürlich zählt Wasser nicht zu den echten Fatburnern, du kannst aber deine Gewichtsabnahme damit verbessern. Dafür ist es jedoch wichtig, dass du das Wasser auch zu den richtigen Zeitpunkten zu dir nimmst. Die Energie aus dem Abendessen ist nach etwa vier Stunden aufgebraucht, also in der Regel während deines Schlafes. In der Nacht werden demnach deine Fettreserven angezapft. Du hilfst deinem Körper dabei, indem du nach dem Aufstehen gleich Wasser trinkst. Das kurbelt die Tätigkeit der Leber an, so dass die Fettverbrennung noch optimiert wird. Wie bereits erwähnt, kann ein Glas Wasser vor dem Essen auch für ein leichtes Sättigungsgefühl sorgen.

Gewürze

Unter den Gewürzen sind vor allem ein paar scharfe Vertreter nützlich für die Gewichtsreduktion. Dazu zählen neben Chili auch Pfeffer und Paprika. Dabei kommt es vor allem auf das darin enthaltene Alkaloid Capsaicin an, das den Stoffwechsel anregen kann. Diesen Effekt kannst du sogar spüren, denn nach dem Genuss von scharfen Gerichten kann eine gewisse Hitze in dir aufsteigen. Fürs Abnehmen ist dies hervorragend, denn um Wärme zu erzeugen, muss dein Körper auch mehr Kalorien verbrennen. Die Aktivität des Stoffwechsels läuft kurz danach rund ein Viertel schneller. Andere gute Fatburner aus dem Bereich der Gewürze sind Zimt, Kurkuma, Kreuzkümmel, Gewürznelken, Koriander, Kardamom, Ingwer, Oregano und Piment.

Zitrusfrüchte/Vitamin C

Der Verzehr von Zitrusfrüchten und deren Säften ist definitiv empfehlenswert, wenn du an Gewicht verlieren möchtest. Ein erster wichtiger Bestandteil ist das Vitamin C, denn zusammen mit Niacin und Vitamin B6 produziert es das für die Fettverbrennung notwendige L-Carnitin. Nicht nur diverse Zitrusfrüchte haben einen hohen Gehalt an Vitamin C, sondern auch Paprika, Kiwi, Petersilie, Brokkoli und Blumenkohl. Doch auch die Bitterstoffe aus den Zitrusfrüchten spielen eine entscheidende Rolle. Sie befördern das Fett an die Körperstellen, an denen es umgehend verbrannt wird.

Koffein

Kaffee gehört zu den natürlichen Fatburnern, so dass du dich glücklich schätzen darfst, wenn du ohnehin täglich deinen Kaffee genießt. Das liegt am darin enthaltenen Koffein, welches dem Stoffwechsel ordentlich einheizt und zudem noch deinen Appetit hemmt. Wenn es um Kaffee und Abnehmen gehst, verzichte möglichst auf Milch und Zucker, denn dann wären die Kalorien daraus ja wieder kontraproduktiv. Energy-Drinks enthalten ja ausgesprochen viel Koffein, greife dann aber unbedingt zur light-Variante ohne Zucker.

Grüner Tee

In Asien weiß man den grünen Tee und seine Vorzüge bereits seit mehr als 3.000 Jahren zu schätzen. Unter anderem wirkt er sich auch positiv auf die Stoffwechselprozesse im Körper aus. Die so genannte Thermogenese wird durch den aktiven Inhaltsstoff EGCG (Epigallocatechingallat) gefördert, die wiederum den Stoffwechsel ankurbelt. Dieser Inhaltsstoff wird gerne isoliert und in verschiedenen Fatburnern verarbeitet.

Proteine und gesunde Fette

Bei Proteinen als Fatburner kommt es immer darauf an, woher sie stammen. Eine sehr gute Quelle sind Fische, denn diese versorgen dich darüber hinaus auch noch mit wertvollen Vitalstoffen. Proteine sind natürlich auch in Fleisch enthalten, jedoch ist Fisch in der Regel fettarmer. Das gilt zumindest für die Forelle, wohingegen Lachs ein sehr fetter Fisch ist. Wenn Fleisch bevorzugt wird, dann ist Lamm ideal, denn es enthält neben Eiweiß auch noch L-Carnitin.

Ein guter Lieferant für Proteine ist auch Geflügel, das zudem auch schön mager ist. Falls du dich vegetarisch ernährst, baue häufiger Eier in deinen Speiseplan ein. Fett und Gewichtsabnahme schließen sich im ersten Moment vielleicht eher aus. Wenn du jedoch auf ungesättigte Fettsäuren wie in Avocados oder Lachs setzt, kann dies sogar die Fettverbrennung fördern. Mit Lachs schlägst du gleich zwei Fliegen mit einer Klappe, denn er enthält gesunde Fette und lebenswichtige Omega-3-Fettsäuren.

Weitere Fatburner als Stoffwechsel-Booster

Für einen konstanten Stoffwechsel kannst du auch vermehrt auf Mandeln setzen, denn diese sind reich an hochwertigen Fetten und Alpha-Linolsäure. Haferflocken sättigen gut und versorgen deinen Körper darüber hinaus auch noch mit Eisen, Ballaststoffen, Magnesium und wichtigen B-Vitaminen. Trockenfrüchte wie Pflaumen oder Aprikosen sind reich an sekundären Pflanzenstoffen, die gut für die Verdauung und die Energieverbrennung sind. Die aus Mexiko stammenden Chia-Samen sind derzeit in aller Munde, denn sie unterstützen die Fettverbrennung und liefern Proteine.

Motivations-Tipps zum Abnehmen

Irgendwann hast du dir beim Blick in den Spiegel wahrscheinlich geschworen, jetzt endlich abzunehmen. Womöglich reicht es dir als Motivation aus, dein Spiegelbild bald wieder attraktiver zu finden und dich insgesamt wohler zu fühlen. Es gibt aber auch genügend Frauen, die zwar schnell den Entschluss zum Abspecken gefasst haben, sich aber unheimlich schwer damit tun, auch langfristig am Ball zu bleiben. Wenn das bei dir der Fall ist, dann können dir die folgenden Tipps vielleicht helfen.

Stecke dir nur realistische Ziele

Mit kleinen Schritten kommt man oftmals leichter ans Ziel, auch wenn es vielleicht etwas länger dauert. Du hast die Kilos nicht von heute auf morgen zugenommen, also wirst du sie auch nicht im Handumdrehen loswerden. Das Gewicht hat sich über viele Monate und Jahre gesteigert, demnach solltest du ausreichend Zeit für dein Vorhaben einplanen. Falls du 20 oder mehr Kilos abnehmen möchtest, nimm dir zunächst eine kleinere Etappe von etwa fünf Kilo vor. Hast du dieses Ziel erreicht, wirst du ein schönes Erfolgserlebnis haben, das dich auch weiterhin anspornt.

Glaube an dich

Die Leute in deinem Umfeld werden dich vielleicht belächeln, wenn sie von deiner geplanten Gewichtsabnahme erfahren. Sie kennen dich schon seit jeher als Pummelchen und können sich einfach nicht vorstellen, dass du jetzt die Kurve bekommst. Lass dich nicht entmutigen und stärke dein Ego. Du musst dir immer wieder einreden, dass du ein Ziel vor Augen hast und es auch erreichen wirst. Du weißt ja, dass der Glaube bekanntlich Berge versetzen kann, das gilt auch für den Glauben an dich selbst.

Mach dir keinen Stress

Sicher wird der Weg zu deinem Wunschgewicht nicht immer ein Zuckerschlecken sein. Eine Gewichtsabnahme bedeutet an manchen Tagen auch einen inneren Kampf und verlangt gewisse Entbehrungen. Wesentlich leichter wirst du diese Phase meistern, indem du dir selbst keinen Druck oder Stress erzeugst. Es gibt keinen festen Zeitplan, du nimmst in deinem ganz eigenen Tempo ab. Stell dich nicht täglich auf die Waage, das könnte an einigen Tagen frustrieren. Versuch den Spaß im Alltag nicht zu vergessen, und lass nicht zu, dass sich alles nur noch um das Abnehmen dreht.

Lerne positives Denken

Positives Denken bringt dich in jeder Lebenssituation weiter, warum solltest du also nicht jetzt damit beginnen? Erfreue dich an jedem kleinen Erfolg, an jedem Kilo, das deine Waage weniger anzeigt. Ärgere dich nicht über kleine Fehltritte in Form von Schlemmereien oder einem ausgelassenen Training. Hake es ab und nimmt dir für den nächsten Tag vor, wieder konsequent auf dein Ziel hinzuarbeiten.

Überdenke deine Ernährungsform

In den Medien werden ständig neue Ernährungsformen angepriesen, die angeblich die Gewichtsabnahme beschleunigen und erleichtern sollen. Doch kein Körper ist wie der andere, jeder hat einen individuellen Stoffwechsel. Probiere ruhig die eine oder andere Variante aus und teste, ob sie zu dir und deinem Alltag passt. Trau dich aber auch, jederzeit etwas daran zu ändern, wenn es für dich nicht stimmig ist. Wenn du an etwas festhältst, das eigentlich nicht zu dir passt, quälst du dich nur rum und kommst nur schleppend ans Ziel.

Zeige deine Erfolge und hole dir Feedback

Deine ersten Erfolge auf der Waage werden unweigerlich dein Selbstbewusstsein stärken. Zieh dich ruhig figurbetonter an und geize nicht mit deinen Reizen. Sei wieder unternehmungslustiger und gehe in Resonanz mit deinem Umfeld. Du kannst stolz auf dich sein und darfst das auch nach außen hinzeigen. Du kannst dein Ego noch pushen, indem du ein aktuelles Foto von dir aufhängst und es immer wieder betrachtest. Lass andere wissen, was du bisher erreicht hast und heimse auf diese Weise die eine oder andere Bestätigung ein.

Schaffe dir einen persönlichen Anreiz

Gleich zu Beginn deiner Diät solltest du dir einen tollen Anreiz schaffen, den du dir immer wieder vor Augen führen kannst, wenn es dir an Motivation mangelt. Du kannst dir beispielsweise ein Sparschwein zulegen und dieses immer wieder füttern, um dir am Ende einen Traum zu erfüllen. Oder du setzt dir kleinere Ziele und belohnst dich auch für das Erreichen von bestimmten Etappen. Das Belohnungssystem funktioniert bei Kindern ganz hervorragend, und kann durchaus auch bei dir immer wieder für die nötige Motivation sorgen.

Behalte die Vorteile des Abnehmens im Auge

Falls du beim Abnehmen mal kurz vor dem Aufgeben bist, denke immer an die zahlreichen Vorteile und positiven Effekte der Gewichtsreduktion. In erster Linie profitiert natürlich deine Gesundheit davon, denn Übergewicht ist immer ungesund. Das Risiko für die Entwicklung von Herz-Kreislauf-Erkrankungen, Diabetes und Krebserkrankungen ist deutlich erhöht. Auch deine Knochen und Gelenke werden künftig nicht mehr unter der enormen Belastung zu leiden haben. Wenn du dein Gewicht verringerst, kann deine Lebenserwartung steigen.

Das gleiche gilt auch für deine Lebensqualität in ganz vielen Bereichen. Deinen Alltag wirst du in Zukunft viel leichter bewältigen können.

Wenn du aktiv und fit bist, kannst du viel mehr erleben und schaffen. Du kannst wieder nach Herzenslust Klamotten shoppen und dich ohne Hemmungen ins Schwimmbad begeben. Falls du einen Kinderwunsch hast, wirst du mit Normalgewicht wesentlich höhere Chancen auf eine Schwangerschaft haben. Schlankere Mütter können mit ihren Kindern einen wesentlich aktiveren Alltag gestalten.

Sicher hast du auch Träume, zu denen eine schlanke Figur viel besser passt. Das kann eine Hochzeit sein, an der du für deinen Mann die schönste Frau auf Erden sein möchtest. Oder du willst endlich wieder in deine Lieblingsjeans passen. Dein Selbstwertgefühl wird durch das Abnehmen einen ganz großen Schub bekommen. Wenn du dich wieder wohler in deiner Haut fühlst, wirst du dies auch ausstrahlen und ganz anders auf Menschen zugehen. Falls du eine Beziehung hast, wirst du schnell bemerken, wie dein Partner wieder stolz auf dich ist und dir vielleicht sogar Komplimente macht. Das kann eurer Beziehung sehr guttun und sie wieder aufpeppen.

Mit Sport und Bewegung die Gewichtsabnahme unterstützen

Während der Wechseljahre macht dein Körper eine Reihe an Veränderungen durch. Es entsteht quasi ein Hormonchaos, dessen Auswirkungen aber bis heute noch nicht ganz geklärt sind. Schritt für Schritt stellt dein Organismus die Produktion verschiedener Hormone ein, bis sie irgendwann ganz zum Erliegen kommt. Dann ist die reproduktive Phase deines Lebens beendet, und du bist unfruchtbar geworden. In erster Linie geht es immer um den Mangel an Östrogen, doch der Progesteronmangel zu Beginn der Menopause wird häufig vergessen.

Leider werden die Wechseljahre oftmals von sehr unangenehmen Beschwerden begleitet. Doch du musst diese nicht unbedingt ertragen, sondern kannst aktiv etwas dagegen tun. Eine Möglichkeit ist Sport, denn der ist hervorragend für dein körperliches und geistiges Wohlbefinden und hilft dir darüber hinaus auch noch beim Abnehmen.

DIE POSITIVEN EFFEKTE VON SPORT WÄHREND DER WECHSELJAHRE

Natürlich ist Sport kein Allheilmittel, mit dem du alle Wechseljahrbeschwerden eliminieren kannst. Ein Training mehrmals die Woche kann jedoch einige Symptome deutlich lindern, wie beispielsweise Schlafstörungen oder Hitzewallungen. Auch die Knochendichte lässt sich nachweislich durch Sport erhöhen, so dass Osteoporose nicht so schnell ein Thema für dich werden sollte. Indem du dein Herz-Kreislauf-System trainierst, bleibt der Cholesterinspiegel konstant, was wiederum einen Schutz vor Herzerkrankungen darstellt.

Bei vielen Frauen verringert sich die Muskelmasse in den Wechseljahren ganz deutlich. Da Muskeln aber Energie verbrauchen, sinkt durch den Schwund der Muskulatur auch dein Grundumsatz. Wenn du deinem Körper also die gleiche Kalorienmenge wie bisher zuführst, ist Übergewicht die logische Folge. Außerdem kannst du auch viel leichter einen Diabetes entwickeln. Mit Hilfe von Krafttraining lässt sich der Muskelabbau verhindern, und zeitgleich stabilisierst und schützt du auch deine Wirbelsäule. Rückenbeschwerden gehören für viele Menschen zum Älterwerden dazu, doch das muss nicht unbedingt so sein.

Wenn du unter Übergewicht, Schmerzen und Stimmungsschwankungen leidest, dann führt das nicht selten zu Problemen im sozialen Umfeld. Viele Frauen ziehen sich in dieser Phase ihres Lebens von ihren Mitmenschen zurück, weil sie sich unwohl fühlen und niemandem zur Last fallen wollen. Sport verbessert deine Figur und kann somit auch zu einem besseren Selbstbewusstsein beitragen. Beim Sport kommst du auch leicht mit anderen ins Gespräch, so dass du vielleicht sogar neue Kontakte knüpfen kannst. Grundsätzlich kannst du jeden Sport betreiben, der dir Spaß macht. In den Wechseljahren ist aber definitiv eine Kombination aus Ausdauersport und Krafttraining sinnvoll.

AUSDAUERSPORT

Sport wirkt sich also sehr positiv auf den Verlauf der Wechseljahre aus, vorausgesetzt, du findest das passende Sportprogramm für dich. Ausdauersport sollte immer als Einstieg dienen, bevor du dich vielleicht noch dem Krafttraining widmest. Beim Ausdauertraining geht es in erster Linie darum, deine Hitzewallungen und Schlafstörungen in den Griff zu bekommen. Ausdauersport, den du lange genug und in ausreichender Intensität betreibst, wird zwangsläufig zu einer gewissen Erschöpfung führen, die deiner Schlafqualität zugutekommen sollte.

Studien haben ergeben, dass in diesem Fall ein sehr intensives Training hilfreich ist. Ideale Ausdauersportarten sind Radfahren, Joggen, Nordic Walking oder Schwimmen. Toll sind natürlich Sportarten, die du auch an der frischen Luft ausführen kannst. Diese sind allemal einem Hometraining oder einem Fitnessstudio vorzuziehen. Willst du im Fitnessstudio trainieren, kommen neben dem Ergometer noch das Laufband, der Stepper oder der Crosstrainer in Frage. Die lästigen Hitzewallungen kannst du sehr gut mittels Ausdauersport in den Griff bekommen. Viele Frauen berichten, dass diese sogar komplett verschwanden, als sie über Monate hinweg Ausdauersport betrieben hatten. In der Folge bessern sich natürlich auch Schlafstörungen ganz erheblich, da diese oftmals in den Hitzewallungen begründet sind.

Beim aeroben Ausdauersport kommt es darauf an, dass du auf eine mäßige Belastung achtest, die dafür länger beibehalten wird. Die so genannte Thermoregulation deines Körpers wird verbessert, indem du ordentlich ins Schwitzen kommst und dieser Zustand auch eine Weile dauert. Wahrscheinlich wirst du nach einigen Wochen Training schnell merken, wenn du einmal eine Pause einlegst und die Hitzegefühle wieder auftreten. Durch das regelmäßige Ausdauertraining kann dein Organismus lernen, die Körpertemperatur zu regulieren. Je mehr Kondition zu entwickelst, desto stärker werden deine Hitzewallungen abnehmen. Fange am besten dreimal wöchentlich mit 20 Minuten an, nach vier Wochen kannst du dann auf 30 Minuten steigern und nach weiteren vier Wochen auf 40 Minuten.

Ausdauersport in den Wechseljahren bietet dir gleich mehrere entscheidende Vorteile, denn du minimierst nicht nur die Hitzewallungen und verbesserst deinen Schlaf. Durch die steigende Ausdauer wirst du auch im Alltag wesentlich leistungsfähiger sein. Ganz nebenbei wird auch dein Stoffwechsel angekurbelt, so dass dein Körper viel mehr Fett verbrennen kann. Blutzucker- und Cholesterinspiegel lassen sich ebenfalls auf diese Weise regulieren.

KRAFTTRAINING

Wenn du nach ein paar Wochen Ausdauertraining eine gewisse Kondition und Fitness erreicht hast, solltest du dich auch ans Krafttraining herantrauen. Keine Angst, es geht dabei nicht um den Aufbau von Muskelbergen, sondern lediglich um den Erhalt deiner Muskelmasse. Ganz nebenbei wird sich natürlich auch deine Figur deutlich straffen und formen, was wiederum dein Selbstbewusstsein pusht. Genauso wichtig wie der Erhalt der Muskulatur ist aber die Stärkung deiner Knochen.

Je älter du wirst, desto wichtiger wird das Krafttraining, das längst nichts mit Bodybuilding zu tun haben muss. Du kannst so viel Ausdauersport wie nur möglich betreiben, aber er wird nur deine Fitness verbessern, Stärke erlangst du dadurch nicht. Studien mit Frauen über 40 haben ergeben, dass sie selbst durch intensives Ausdauertraining nichts an Muskelmasse gewinnen konnten. Du kannst mit Hilfe von Krafttraining nicht nur Muskeln und Knochen kräftigen, sondern auch deine Koordination und Balance verbessern. Idealerweise widmest du dich zwei- bis dreimal wöchentlich dem Kraftsport.

Beim Gedanken an Krafttraining wird dir vermutlich als erstes ein Fitnessstudio in den Sinn kommen. Das brauchst du dazu aber gar nicht unbedingt, denn auch zuhause lässt sich ganz gut trainieren. Dazu musst du dir auch keine großen Fitnessgeräte anschaffen, ein paar Hanteln oder Therabänder reichen vollkommen aus. Außerdem kannst du zu Beginn auch wunderbar mit deinem eigenen Körpergewicht trainieren. Tolle Übungen sind beispielsweise Liegestütze, Hochstrecksprünge, Ausfallschritte oder Kniebeugen.

Fange am besten mit zwei bis drei Sätzen pro Übung, wobei du sie jeweils 10 Mal wiederholst. Such dir 10 bis 20 Übungen aus, die du nacheinander durchführst. Im weiteren Verlauf kannst du dann wahlweise die Anzahl der Wiederholungen oder der Sätze steigern. Stelle deinen Trainingsplan auch ruhig von Zeit zu Zeit um, damit kein Gewöhnungseffekt eintritt.

Krafttraining kann mit vielen Vorteilen punkten

Beim Krafttraining werden übrigens Glückshormone (Endorphine) ausgeschüttet, die ein probates Mittel gegen deine Stimmungsschwankungen sein können. Rund 30 Prozent aller Frauen, die sich in den Wechseljahren befinden oder sie hinter sich gebracht haben, leiden unter Osteoporose. Die Knochen werden dabei zusehends brüchiger und können auch Schmerzen verursachen. In der Folge musst du viel eher mit Knochenbrüchen rechnen, die dann oftmals auch wesentlich komplizierter sind. Selbst wenn du nur ganz leicht stürzt, kannst du dir schwere Frakturen zuziehen, die lange Zeit nicht richtig heilen wollen.

Durch das Krafttraining verbessert sich zum einen deine Körperhaltung, und zum anderen stabilisieren stärkere Muskeln den Bewegungsapparat. Mittels Krafttraining kannst du der Entstehung von Diabetes mellitus Typ 2 vorbeugen. Indem du deine Muskelmasse aufbaust, kann dein Körper mehr Zucker verstoffwechseln. Solltest du aber bereits zuckerkrank sein, sprich vorher unbedingt mit einem Arzt. Durch die trainierte Muskulatur werden deine Gelenke entlastet und deine Sehnen und Bänder stabilisiert. Ein gestärkter Rumpf lässt auch weniger Rückenschmerzen entstehen. Durch die verbesserte Durchblutung und den tieferen Atem wird dein ganzer Körper besser mit Sauerstoff und Nährstoffen versorgt.

IDEALE SPORTARTEN FÜR FRAUEN IN DER MENOPAUSE

Womöglich hast du bereits mehrere Sportarten in deinem Leben ausprobiert und konntest bei keiner lange am Ball bleiben. Anfangs ist man immer hochmotiviert, kauft sich passende Kleidung und Utensilien, um dann festzustellen, dass es gar nicht das richtige ist. Entweder macht es nach einer Weile keinen Spaß mehr oder du merkst, dass es sich nicht so recht in deinen Alltag integrieren lässt. Immer mehr Trainingseinheiten werden ausgelassen, bis die sportlichen Aktivitäten irgendwann ganz eingeschlafen sind. Damit du langfristig Sport treibst, muss die Sportart mit viel Bedacht ausgewählt werden.

Somit lässt sich die Frage nach der idealen Sportart für Frauen in den Wechseljahren gar nicht beantworten. Du musst diejenige finden, die dir Spaß macht und nicht nur als lästige Pflicht auf dem Weg zum Gewichtsverlust angesehen wird. Such dir eine Sportart aus, die dich motiviert, und für die du zwei- bis viermal in der Woche Zeit aufbringen kannst und willst. Idealerweise reservierst du dir dazu feste Tage, dann kannst du das Sportprogramm leichter durchziehen. Im Prinzip ist es auch egal, für welche Sportart du dich entscheidest, denn jede Form der Bewegung tut dir in den Wechseljahren gut. Am besten ist es natürlich, wenn du Ausdauer- und Kraftsport miteinander kombinieren kannst.

Viele Frauen bevorzugen das Joggen in der schönen Natur. Wenn du keine Gelenkprobleme hast, ist dagegen auch nichts einzuwenden. Eine gelenkschonende Alternative wäre das Walken oder auch Nordic Walking. Beim Radfahren kannst du dich immer am Wetter orientieren und wahlweise draußen oder auf dem Ergometer trainieren. Beim Schwimmen trainierst du nicht nur deine Ausdauer, sondern gleichzeitig auch die komplette Körpermuskulatur. Allerdings sind die Widerstände für deinen Körper zu gering, so dass keine höhere

Knochendichte erzielt werden kann. Das gleiche gilt übrigens auch für das Radfahren, weshalb zusätzlicher Kraftsport definitiv Sinn macht.

Sport muss nicht unbedingt unheimlich anstrengend sein, sondern kann auch der Verbesserung des Gleichgewichts und der Beweglichkeit dienen. Das bedeutet allerdings nicht, dass die sanften Sportarten die Muskulatur überhaupt nicht ansprechen. Yoga lässt sich in vielen verschiedenen Schwierigkeitsstufen durchführen, einige können körperlich schon sehr fordernd sein. Pilates ist dem Yoga sehr ähnlich, wirkt sich aber auch noch positiv auf die Bauch- und Beckenbodenmuskulatur aus. Qigong ist eine Kombination aus Bewegungen, Körperhaltungen und Atemübungen, was auch sehr gut gegen eine verspannte Rückenmuskulatur hilft. Weitere sanfte Sportarten sind beispielsweise Tanzen oder Tai-Chi.

HIIT – Der Turbo für die Fettverbrennung

Vielleicht hast du bereits versucht, mit viel Ausdauertraining dein Gewicht zu reduzieren? Doch auf der Waage will sich trotz aller Bemühungen nicht so wirklich etwas tun? In diesem Fall könnte das so genannte HIIT eine Lösung für dich sein. HIIT ist die Abkürzung für High Intensity Interval Training und ist momentan äußerst populär. Das liegt vor allem daran, dass es sich um eine echte Geheimwaffe in puncto Fettverbrennung handelt. Dieses hochintensive Intervalltraining ist der absolute Trend auf dem Gebiet des Fitnesstrainings.

Im Prinzip geht es darum, dass sich Phasen des Trainings und der Ruhe abwechseln. Unter einem Intervall versteht man dabei jeweils eine Belastungseinheit und die anschließende Pause zur kurzen Regeneration. Es muss sich aber nicht zwangsläufig um eine richtige Pause handeln, du kannst auch mit geringer Belastung weiter trainieren. Was die hohe Intensität angeht, so geht es um die Herzfrequenz, die während der Belastung bei 85 bis 100 Prozent liegen sollte. In den Pausen wird sie dann auf rund 40 bis 50 Prozent abgesenkt. Es ist auch vollkommen egal, welche Sportarten du dafür auswählst, so lange eben nur die Herzfrequenzen berücksichtigt werden.

DIE VORTEILE DER HIIT-TRAININGSMETHODE

Das Training nimmt nicht sehr viel Zeit in Anspruch, verbrennt aber dennoch jede Menge Kalorien. Du kannst also mit minimalem Zeitaufwand extrem effektiv trainieren. Vergiss das ewige Radeln auf dem Ergometer oder das Rennen auf dem Laufband bis zur Erschöpfung. Wenn du beruflich also sehr eingespannt bist und dein Alltag ansonsten auch recht stressig ist, dann wäre HIIT die ideale sportliche Betätigung für dich. Die Ausrede, dass du keine Zeit für Sport hast, kann in diesem Fall also nicht gelten.

Grundsätzlich kannst du die Trainingseinheiten auch überall ohne großen Aufwand durchführen, also sogar auf Reisen. Egal, ob du dich für das Training mit Eigengewicht, Joggen, Radfahren oder Krafttraining entscheidest, du bist äußerst flexibel. Natürlich kannst du auch in Fitnessstudio das HIIT umsetzen. Wenn du HIIT mit klassischem Ausdauersport vergleichst, ist die Fettverbrennung wesentlich effizienter.

In den Belastungsphasen arbeitet dein Stoffwechsel auf Hochtouren, und dein Körper braucht viel Sauerstoff. Während der Pausen oder der niedrigen Belastung muss dein Organismus alles wieder in Balance bringen, was ihn viel Energie kostet. Darüber hinaus profitierst du von einem enormen Nachbrenneffekt. Bis dein Körper nach dem Training wieder seinen Normalzustand erreicht hat, vergeht sehr viel Zeit, mehr als bei anderen Trainingsformen. Selbst mehrere Stunden danach ist die Fettverbrennung noch in vollem Gange.

Darüber hinaus wirkt sich HIIT auch positiv auf deinen Blutdruck aus und kommt allgemein der Leistungsfähigkeit deines Herz-Kreislauf-Systems zugute. Auch die körperliche Leistungsfähigkeit wird neben der Ausdauer gefördert. Schließlich kann sich das Intervalltraining auch auf deinen Hormonspiegel auswirken und den Muskelaufbau begünstigen, was ja gerade auch in den Wechseljahren von großer Bedeutung ist.

DER AUFBAU EINER HIIT-TRAININGSEINHEIT

Wie bereits erwähnt, findet beim Intervalltraining ein stetiger Wechsel zwischen Phasen der hohen und der niedrigen Belastung statt. Es ist wichtig, dass du immer bis an deine Grenzen gehst, so dass du wirklich eine Pause zwischendrin brauchst. Die Länge der Pause kannst du selbst bestimmen. Du solltest wieder durchstarten, so bald du bereit bist, wieder etwas mehr als 100 Prozent geben zu können. Du kannst beispielsweise Sprints für die Belastungsphasen wählen, oder du führst kurze intensive Übungen wie Seilspringen, Jumping Jacks oder Burpees durch. Ein HIIT-Training sollte maximal 20 Minuten dauern, länger wirst du ohnehin kaum durchhalten, wenn du richtig hart arbeitest. Wichtig ist, dass die Pausen zwei bis dreimal so lang sind wie die Belastungsphasen. Ein guter Richtwert wäre 45 Sekunden Belastung mit einer anschließenden Entlastung von 90 Sekunden. Denke vor dem Training bitte an das

Aufwärmen und vergiss anschließend nicht das Cool Down.

Da das HIIT-Training sehr anstrengend ist, solltest du es nur zwei bis dreimal in der Woche durchführen. Dein Körper braucht auch unbedingt ausreichend Zeit zur Regeneration, weshalb sich HIIT nicht für das tägliche Training eignet. Das ist aber auch gar nicht notwendig, denn du wirst auch so wesentlich schnellere Erfolge erzielen als mit allen anderen Trainingsformen. Übertreibst du es mit dem Intervalltraining, kann es zu einem Übertraining kommen, das in einem Burnout endet. Bist du ständig erschöpft, kannst dich schlecht konzentrieren und hast Schlafprobleme, dann muss du das Training definitiv reduzieren.

Bauchfett gezielt verbrennen?

Fett kann sich an verschiedenen Körperstellen ablagern, was optisch natürlich nicht unbedingt schön ist. Beim Bauchfett geht es jedoch um wesentlich mehr als Ästhetik, denn dieses kann sogar zur Gesundheitsgefährdung werden. Es handelt sich um so genanntes Viszeralfett, in welches die inneren Organe eingebettet sind. Dieses Fett sorgt nicht nur für einen größeren Bauchumfang, sondern bildet auch entzündungsfördernde Botenstoffe, Hormone und Fettsäuren. In der Folge kann Bluthochdruck, ein hoher Cholesterinspiegel oder Diabetes entstehen.

Gerade in den Wechseljahren setzen Frauen vermehrt am Bauch Fett an, was dem veränderten Hormonstatus geschuldet ist. Früher waren Oberschenkel, Hüften und Po die typischen Problemzonen, jetzt konzentriert sich eher alles auf den Bauch. Oftmals liegt es auch an einem Bewegungsmangel oder einer falschen Ernährung. Gerade wenn der Insulinspiegel immer wieder rasant ansteigt, kann dies eine vermehrte Fetteinlagerung zur Folge haben.

Sehr häufig wird die Frage gestellt, ob man gezielt am Bauch abnehmen kann. Leider muss man darauf antworten, dass man im Prinzip nicht an einzelnen Körperstellen Fett abbauen kann. Du nimmst durch ein Kaloriendefizit und ausreichend Bewegung immer am ganzen Körper ab. Natürlich hat jeder Mensch so seine ganz persönlichen Problemzonen, so dass der Fettabbau an einigen Stellen schneller voranschreitet als an anderen.

Es gibt aber auch eine gute Nachricht bezüglich des Bauchfetts. Die Pölsterchen schmelzen in diesem Bereich wesentlich leichter als beispielsweise an den Hüften oder am Po. Das liegt daran, dass dein Organismus vor allem aus dem Bauchfett Energie gewinnt, da der Stoffwechsel hier besonders aktiv ist. Deshalb kannst du Bauchfett sehr gut durch viel Sport und gezielte Übungen verbrennen.

BAUCHFETT AUCH AUS GESUNDHEITLICHEN GRÜNDEN REDUZIEREN

Wie bereits kurz angerissen, solltest Du am Bauch nicht nur aus optischen Gründen abnehmen. Vielmehr geht es auch um mögliche Gefahren für deine Gesundheit. Das Fett, das sich rund um deine Organe ansammelt, kann die Entstehung verschiedener Erkrankungen begünstigen. Das liegt eben auch an der hohen Stoffwechselaktivität des Bauchfetts. Im Körper kann grundsätzlich zwischen zweierlei Fettgewebe unterschieden werden, nämlich dem subkutanen und dem viszeralen. Subkutanes Fettgewebe wird auch als Unterhautfettgewebe bezeichnet, da es direkt unter der Haut sitzt. Typische Fettpolster dieser Art hast Du an den Oberschenkeln und am Po.

Dieses Fett dient nicht nur als Reserve für Zeiten des Mangels, sondern hält dich auch schön warm. Auch wenn dich Pölsterchen an den Hüften und Oberschenkeln stören, so sind sie zumindest nicht gefährlich. Das viszerale Fett wird nicht oberflächlich gespeichert, sondern hüllt deine Organe regelrecht ein. Hier entstehen dann diverse Botenstoffe, die verschiedene negative Körperprozesse in Gang bringen. Dadurch erhöht sich das Risiko für Bluthochdruck, Diabetes, Alzheimer, Thrombosen, einen Schlaganfall, Arteriosklerose und unter Umständen sogar Krebs.

Als Richtwert kannst Du von einem Maximum von 80 Zentimetern Bauchumfang ausgehen, alles darüber ist ungesund. Ab einem Umfang von 88 Zentimetern muss das Bauchfett sogar als echte Gesundheitsgefahr eingestuft werden.

SO KANNST DU DAS BAUCHFETT LOSWERDEN

Wie bereits gesagt, darfst du keinesfalls erwarten, nur am Bauch abzunehmen. Dennoch kannst du einiges dafür tun, um dein Bauchfett zum Schmelzen zu bringen, für Optik und Gesundheit gleichermaßen. Du musst in diesem Fall also deinen Körper in seiner Gesamtheit betrachten und deshalb auf eine gesunde Ernährung, die Verringerung von Stress und genügend Bewegung setzen. Basis für dein Vorhaben ist ein Kaloriendefizit, damit dein Körper an die

Reserven gehen muss. Wenn du dann noch gezielt Bauchübungen machst, kannst du deine Körpermitte schön in Form bringen. Deine Ernährung sollte ausgewogen und reich an Ballaststoffen sein, wobei Gemüse und Obst die Grundlage bilden. Dazu kommen Vollkornprodukte, Proteine und gesunde Fette. Reduziere die Kohlenhydrate deutlich, indem du so weit wie möglich auf Zucker, Alkohol, Nudeln, Weißmehlprodukte, Brot und Fast Food verzichtest. Es ist unabdingbar, dass du über den Tag verteilt viel Wasser zu dir nimmst.

Für die Fettverbrennung setzt du am besten auf Ausdauer- und Kraftsport gleichermaßen. Der Ausdauersport kurbelt die Fettverbrennung an, und mehr Muskelmasse verbraucht schließlich auch mehr Energie. Ändere dein Workout von Zeit zu Zeit, damit deine Muskeln wieder neue Reize bekommen. Achte auch auf trainingsfreie Tage, denn deine Muskeln wachsen nicht beim Trainieren, sondern in den Pausen. Generell ist jede Form der Bewegung sinnvoll, das gilt auch für den Alltag. Wie du dort mehr Bewegung einbauen kannst, erfährst du später noch. Such dir unbedingt eine Sportart aus, an der du auch Freude hast, denn nur so bleibst du lange Zeit dabei.

Stress ist ein ganz wichtiger Faktor, wenn es um das Bauchfett geht. Stehst du unter Stress, wird von deinem Körper vermehrt das Hormon Cortisol ausgeschüttet, was die Bildung von Bauchfett fördert. Es ist deshalb enorm wichtig, dass du dir im Alltag immer wieder Auszeiten gönnst und für Ruhe und Entspannung sorgst. Auch ein ausreichend langer und erholsamer Schlaf sind von entscheidender Bedeutung.

Hat dir das Buch bis jetzt gefallen und du konntest bereits etwas umsetzten? Dann würde ich mich über eine kurze Rezension auf Amazon freuen!

Bewegung in den Alltag einbauen

Gesundes Abnehmen in den Wechseljahren macht sich nicht nur an der Ernährung fest. Auch ausreichend Bewegung sollte dir am Herzen liegen. Das kommt nicht nur deiner Gesundheit zugute, sondern beschert dir auch eine bessere Figur. Wenn du nur die Kalorienmenge reduzierst, wirst du zwar an Gewicht verlieren, aber dein Gewebe wird nicht gestrafft. Außerdem werden die Pfunde durch mehr Bewegung auch wesentlich schneller purzeln.

Du musst keineswegs zu einer Sportskanone mutieren, ändere einfach in deinem Alltag ein paar Dinge, das reicht meistens schon aus. Nicht umsonst werden häufig die berühmten 10.000 Schritte pro Tag erwähnt, denn diese sind tatsächlich erstrebenswert. Vor allem, wenn du dich an der frischen Luft bewegst, werden Körper und Geist davon profitieren. Es ist gar nicht so schwierig, mehr Aktivität in den Tagesablauf einzubauen. Die nachfolgenden Tipps können dir als Anregung dienen.

Öfter zu Fuß gehen

Die simpelste Maßnahme ist der häufigere Einsatz deiner Füße. Wo und wann immer möglich, gehe kurze Strecken zu Fuß oder nutze das Fahrrad. So kannst du vielleicht das eine oder andere Mal das Auto stehen lassen, wenn du zum Beispiel nur kleinere Einkäufe erledigen musst. Das Treppensteigen ist ungeheuer gut für deine Fitness und formt gleichzeitig noch deine Beine. Wenn du also die Wahl zwischen dem Lift oder der Rolltreppe und dem Treppensteigen hast, dann wähle weise.

Bist du auf den Bus angewiesen, steige einfach mal eine Haltestelle eher aus und laufe das restliche Stück. Von nun an solltest du dich auch nicht ärgern, wenn direkt bei deinem Ziel kein Parkplatz frei ist. Ganz im Gegenteil, parke lieber etwas abseits, schone deine Nerven und tu gleichzeitig noch etwas für deine Figur. Der Schrittzähler auf deinem Handy oder ein spezieller Fitnesstracker können dir dabei die notwendige Motivation verschaffen. Am besten legst du ein tägliches Ziel fest, welches du immer erreichen willst.

Spaziergänge als Pause

Viele sagen, sie hätten einfach nicht genügend Zeit, um sich jeden Tag zu bewegen. Das kann als Ausrede jedoch nicht herhalten, denn Zeit für kurze Spaziergänge sollte jeder haben. Ein Spaziergang nach dem Essen fördert deine Verdauung und steigert dein Wohlbefinden. Vielleicht hast du auch eine längere Mittagspause und kannst diese zum Laufen nutzen. Falls du dich nicht so gut zum Spazierengehen aufraffen kannst, verabrede dich einfach mit anderen dazu. Ein gemeinsamer Waldspaziergang oder das Schlendern durch den Park ist doch eine gute Möglichkeit für mehr Aktivität.

Hausarbeit zur Verbesserung der Fitness

Hausarbeit ist lästig, kann aber zu weitaus mehr nützlich sein, als nur für Ordnung und Sauberkeit zu sorgen. Ob es das Aus- oder Einräumen der Geschirrspülmaschine, das Staubsaugen oder das Wischen des Bodens ist, du kannst mit allem dein Bewegungslevel steigern. Wesentlich leichter geht die Hausarbeit dir sicher von der Hand, wenn du dabei deine

Lieblingsmusik laufen lässt. Beim Ausräumen der Spülmaschine kannst du ganz nebenbei ein paar Kniebeugen machen und dich beim Wischen tanzend durch den Raum bewegen.

Das Fernsehen für Aktivitäten nutzen

Ja, die meisten Menschen wollen es sich beim Fernsehen gerne auf der Couch gemütlich machen und womöglich noch ein paar Chips dabei genießen. Du kannst diese Zeit aber auch ganz anders nutzen, und zwar sehr sinnvoll und figurenfreundlich. So kannst du zum Beispiel deine Fitnessmatte ausrollen und ein paar Übungen nebenbei machen. Oder du platzierst deinen Ergometer oder Stepper im Sichtfeld des Fernsehers. Immer größerer Beliebtheit erfreut sich das Hula-Hoop, das du ebenfalls beim Fernsehen durchführen kannst. Selbst mit Hanteln kannst du während deiner Lieblingsserie gut arbeiten.

Bewegung im Bett

Eigentlich ist das Bett ja zum Ausruhen und Schlafen da. Doch warum sollte man sich im Bett nicht auch mal bewegen? Sex ist natürlich eine gute Möglichkeit, um ein paar Kalorien zu verbrennen. Du kannst aber auch ruhig direkt nach dem Aufwachen mit ein paar Übungen im Bett beginnen. So könntest du dich zum Beispiel am Planken versuchen. Dadurch, dass die Unterlage recht instabil ist, musst du dafür sogar wesentlich mehr Kraft aufbringen, was deinem Muskelwachstum zugutekommt. Genauso gut kannst du auch Sit-Ups, Leg-Lifts, Beckenheben, Liegestütze oder Radfahren machen.

Das Badezimmer als Trainingsraum

Im Badezimmer verbringen wir ja einige Zeit des Tages, die wir ja auch für etwas zusätzliche Aktivität nutzen könnten. Beim Zähneputzen oder in der Dusche kannst du immer wieder die Fersen vom Boden abheben. Während du dein Gesicht reinigst, kannst du die Beine seitlich anheben. Beim Föhnen deiner Haare kannst du einen kleinen Bauchtanz vollführen und deine Hüften bewegen. Selbst der Toilettengang kann genutzt werden, indem du anschließend ein paar Kniebeugen machst.

Hormonchaos mal anders: Die Hunger-Hormone

Wenn Du an die Wechseljahre denkst, dann wird dir natürlich bewusst, dass in deinem Körper alle Hormone durcheinander gewirbelt werden. Doch es kann noch ein ganz anderes Hormonchaos entstehen, das nicht unbedingt mit dem Klimakterium in Verbindung stehen muss. Selbst wenn du ausreichend Sport treibst, auf Bewegung im Alltag achtest, dich ausgewogen ernährst und ein Kaloriendefizit einhältst, die Pfunde wollen einfach nicht purzeln. Dann solltest du nicht gleich verzweifeln, sondern dich intensiver mit den so genannten Hunger-Hormonen beschäftigen. Diese fünf Hormone haben nichts mit deinem monatlichen Zyklus zu schaffen, sondern regulieren deinen Appetit und dein Sättigungsgefühl. Darüber hinaus beeinflussen sie auch noch die Fettverbrennung in deinem Organismus.

Damit zahlreiche Prozesse in deinem Körper reibungslos ablaufen können, übernehmen diese fünf Hormone die Kommunikation zwischen deinem Gehirn und dem Bauch. Zwangsläufig hat dies auch Auswirkungen auf dein Essverhalten. Wenn das Hormon Ghrelin ausgeschüttet wird, dann weiß dein Gehirn, dass du etwas Nahrung zu dir nehmen musst, da der Magen leer ist. Ein natürlicher Gegenspieler ist das so genannte Leptin, welches das Gehirn darüber informiert, dass genügend Nahrung aufgenommen wurde. Bei dir macht sich dieser Vorgang durch das Einstellen der Sättigung bemerkbar.

Leider ist es nicht immer nur der Hunger, der Menschen dazu bewegt, etwas zu essen. Sicher weißt du selbst, dass du bei Stress eher mal zu etwas Essbarem greifst, ohne dass dein Körper es gerade brauchen würde. Auch während deiner Monatsblutung oder bei Müdigkeit isst du vielleicht häufiger mehr als notwendig. Gerade wenn du unter Schlafmangel leidest, wird Ghrelin in rauen Mengen gebildet, so dass du fast rund um die Uhr Hunger hast. Besonders schlimm ist die Ausschüttung von Cortisol in Stresssituationen, denn dieses kann wahre Fressattacken auslösen.

Grundsätzlich stehen diese Hormone einer Gewichtsreduktion nicht im Weg, denn diese wird nicht aktiv verhindert. Du hast bei einem Ungleichgewicht lediglich unter vermehrtem Hunger und einem fehlenden Sättigungseffekt zu leiden. Doch dies sind zwei Faktoren, die das Abnehmen signifikant erschweren können. Schlafmangel und Dauerstress sind also keine guten Begleiter während einer Diät und können dir das Leben schwer machen. Oftmals fragen sich Frauen, warum sich trotz aller Bemühungen und Entbehrungen nichts auf der Waage tut. Denke in solch einem Fall unbedingt an die Hunger-Hormone!

DIE FÜNF HUNGER-HORMONE IM PORTRAIT

Willst du in den Wechseljahren abnehmen, dann ist dies nicht nur eine Frage der Ernährung, sondern auch der Hormone. Diese müssen sich möglichst in Balance befinden, damit du relativ leicht an Gewicht verlieren kannst. Auch bei den fünf Hunger-Hormonen kann es zu einer Disharmonie kommen, was das Abnehmen dann stark ausbremsen kann. Deshalb solltest du die fünf Hunger-Hormone und ihre Aufgaben besser kennenlernen.

Insulin

Insulin ist wohl das bekannteste der fünf Hunger-Hormone, denn es ist für die Regulierung einer Menge Prozesse im Körper verantwortlich. Auch in Bezug auf dein Körpergewicht kommt ihm eine entscheidende Bedeutung zu. Das in der Bauchspeicheldrüse gebildete Hormon ist für den Transport von Glukose zu jeder einzelnen Körperzelle zuständig. Teilweise wird Glukose in der Leber zwischengespeichert, oder in den Zellen direkt in Energie umgewandelt. Sehr kohlenhydratreiche Lebensmittel lassen den Blutzuckerspiegel schnell ansteigen, so dass die Bauchspeicheldrüse noch mehr Insulin bildet.

Ein dauerhaft erhöhter Insulinspiegel fördert aber wiederum die Entwicklung von Übergewicht und stellt gleichzeitig ein Risiko für die Entstehung einer Insulinresistenz dar. Bei korpulenten Menschen kommt diese Störung sehr häufig vor. Diese kannst du nur durch körperliche Aktivitäten wieder in den Griff bekommen. Achte deshalb beim Essen darauf, dass der Blutzuckerspiegel auf einem möglichst gleichbleibenden Niveau bleibt. Iss nicht zu viel Süßes und schränke den Konsum von Weißmehlprodukten ein.

Ghrelin

Wenn ein Hormon tatsächlich direkt etwas mit deinem Hungergefühl zu tun hat, dann ist es das Ghrelin. Immer wenn du sehr großen Appetit hast, muss in deiner Blutbahn viel Ghrelin vorhanden sein. Es wird in verschiedenen Gewebearten gebildet, darunter auch die Bauchspeicheldrüse, die Nieren und die Magenschleimhaut. Nachdem du etwas gegessen hast, sinkt der Ghrelin-Spiegel im Körper wieder deutlich, vor allem, wenn deine Mahlzeit reich an Proteinen war. Aus diesem Grund solltest du beim Abnehmen in den Wechseljahren auch unbedingt auf eine ausreichende Eiweiß-Zufuhr achten, so kannst du Heißhunger vermeiden. Ideale Quellen sind Milchprodukte, Eier, Fleisch, Hülsenfrüchte und Fisch.

Cortisol

Vom Cortisol war ja bereits in einem vorherigen Kapitel die Rede, dieses Stresshormon zählt ebenfalls zu den Hunger-Hormonen. Stresshormon heißt es deshalb, weil es bei Stress vermehrt in der Nebennierenrinde gebildet wird. Es sorgt dann dafür, dass der Blutzuckerspiegel steigt und dem Körper mehr Glukose für die Energiegewinnung bereitsteht. Es hat gleich in verschiedener Hinsicht Einfluss auf deine Gewichtsabnahme. Es reguliert nicht nur den Blutzuckerspiegel, sondern ist außerdem für den Fett- und Eiweiß-Stoffwechsel zuständig.

Das rasche Ansteigen des Blutzuckers ist immer mit der Entwicklung von Heißhunger verknüpft. Im schlimmsten Fall kannst du von regelrechten Fressatacken übermannt werden. Diesen Heißhunger kannst du mit leichten Snacks wie Gemüse, Obst oder Nüssen in den Griff bekommen. Wenn du abnehmen willst, achte unbedingt darauf, dass du in Stresssituationen nicht unnötig Kalorien zu dir nimmst.

Leptin

Vor allem in den Fettzellen wird der Gegenspieler des Ghrelins, das so genannte Leptin produziert. Dieses Hunger-Hormon hat positive Eigenschaften, denn es reguliert den Hunger und fungiert als Appetitzügler. Das Leptin sorgt für ein Sättigungsgefühl, sobald deine Fettzellen aufgefüllt sind. Normalerweise ist dies das Funktionsprinzip, doch leider haben einige Menschen eine Resistenz entwickelt, weshalb das Leptin wirkungslos bleibt. Das bedeutet nicht, dass der Körper dann kein Leptin mehr ausschüttet, es lässt aber kein Sättigungsgefühl mehr entstehen. Wenn du nie wirkliche Sättigung verspürst, isst du zwangsläufig mehr und wirst garantiert Übergewicht entwickeln. Du kannst einer solchen Resistenz vorbeugen, indem du möglichst wenig Fett und Zucker konsumierst und Sport treibst. Durch eine Ernährungsweise, die stark durch Fett und Zucker geprägt ist, gibt es Entzündungen im Gehirn, die dann den Effekt von Leptin drosseln.

Glucagon-like Peptid 1

Das letzte der fünf Hunger-Hormone wirst du dir kaum merken können, du kannst es aber auch GLP-1 abkürzen. Dieses Peptidhormon wird in deinem Darm hergestellt und hat einen Einfluss auf den Glukose-Stoffwechsel. Somit ist es auch mit für die Ausschüttung von Insulin und die Regulierung des Blutzuckerspiegels verantwortlich. Auch dieses Hormon ist ein natürlicher Appetitzügler, denn der Magen entleert sich langsamer, so dass du länger einen Sättigungseffekt hast. Lediglich bei einem Mangel wirst du nicht so schnell satt sein und deshalb auch mehr essen. Du kannst aber die Bildung von GLP-1 in deinem Körper fördern, indem du viel Proteine zu dir nimmst.

Stressreduktion und Entspannung im Alltag

Du hast jetzt bereits viel über das Hormonchaos in den Wechseljahren und seine Auswirkungen auf das Körpergewicht erfahren. Die Psyche spielt dabei eine ganz entscheidende Rolle, und diese kann in der Zeit der Menopause auch verrücktspielen. Depressionen, Stimmungsschwankungen und Angstzustände können die Folge sein. Umso wichtiger ist es, dass du möglichst entspannt durch die Wechseljahre gehst und dir immer wieder Auszeiten zur Regeneration gönnst. Es gibt viele Möglichkeiten, um gezielt zu entspannen, zum Beispiel Yoga, autogenes Training oder das Meditieren. Ein ganz entscheidender Punkt ist auch die Senkung des Cortisolspiegels, der das Abnehmen in den Wechseljahren auf vielfache Weise erschweren kann.

SENKUNG DES CORTISOL-SPIEGELS IN DEN WECHSELJAHREN

Das Cortisol ist ein ganz essentieller Faktor, wenn du in den Wechseljahren abnehmen möchtest. Dein Körper bildet dieses Steroidhormon in der Nebennierenrinde aus Cholesterin, was vor allem in stressigen Lebensphasen vermehrt geschieht. Stress muss nicht unbedingt psychischer Natur sein, auch Verletzungen oder Krankheiten können Stress verursachen. Früher diente die Ausschüttung von Cortisol dem Überleben, denn es mobilisierte Energie für Kampf oder Flucht. Dieses Stresshormon beteiligt sich nicht nur an der Fettverbrennung, sondern auch am Kohlenhydrat- und Eiweiß-Stoffwechsel.

In der Regel hast du nach dem Aufstehen den höchsten Cortisolspiegel im Blut, im weiteren Verlauf des Tages kommt es zu einem zunehmenden Absinken. Ein gutes Indiz dafür, dass dein Cortisolspiegel zu hoch ist, ist starke Erschöpfung am Morgen und fehlende Ermüdung am Abend. Leider ist unser Leben zusehends von Stress und Hektik geprägt, so dass viele Menschen ständig einen viel zu hohen

Cortisolspiegel haben. Somit steht der Körper permanent unter Hochspannung, was sich auch negativ auf das Immunsystem auswirken kann.

Ein weiterer lästiger Nebeneffekt ist das Ausbremsen der Fettverbrennung, was sich beim Abnehmen bemerkbar machen kann. Außerdem wirkt es sich auf die Hunger-Hormone Leptin und Ghrelin aus, was dann öfter in Heißhunger mündet. Bei einem stets erhöhten Cortisolspiegel werden die Nebennieren so stark belastet, dass es zu einer Nebennierenrindenschwäche kommen kann.

So kann der Cortisolspiegel wieder ins Gleichgewicht gebracht werden

Was kannst du also tun, um das Cortisol auf einem gesunden Level zu halten? Im Prinzip ist es ganz einfach, denn du musst lediglich auf ein gutes Stressmanagement setzen und immer wieder Erholungspausen einlegen. Nimm dir ganz bewusst Auszeiten, um etwas für dein körperliches und geistiges Wohlbefinden zu tun. Sorge für ausreichend Schlaf und suche nach Möglichkeiten, dir Entspannung im Alltag zu verschaffen. Die Verbesserung des Schlafes ist ein ganz wichtiges Thema, auf das wir später noch näher eingehen. Entscheidend ist ein guter

Schlaf-Wach-Rhythmus mit Helligkeit am Tag und gedämpfter Beleuchtung am Abend. Achte auch darauf, dass du möglichst immer zur gleichen Zeit ins Bett gehst.

Eine probate Möglichkeit zur Stressreduktion ist auch das Meditieren, das sich hervorragend in den Tagesablauf integrieren lässt. Das nimmt nicht viel Zeit in Anspruch, 10 Minuten täglich sind absolut ausreichend. Auch diesen Punkt werden wir noch genauer erläutern. Innere Ruhe findest du auch bei Spaziergängen an der frischen Luft in der herrlichen Natur.

Spaziergänge fördern deine innere Ruhe und senken dabei den Cortisolspiegel. Entscheide dich für eine Sportart, die dir vor allem Spaß macht, sie muss dich körperlich gar nicht an deine Grenzen bringen. Wenn du dich zu sehr verausgabst, kann das die Cortisol-Produktion sogar noch ankurbeln. Vor dem Schlafgehen solltest du Magnesium einnehmen und auf eine ausreichende Zufuhr an Omega-3-Fettsäuren achten und Omega-6-Fettsäuren reduzieren. Körper und Seele tun darüber hinaus auch Massagen und menschliche Nähe sehr gut. Indem du für einen ausgeglichenen Cortisolspiegel sorgst, wird dir auch das Abnehmen leichter fallen.

ENTSPANNUNGSTECHNIKEN

Jede Frau macht in den Wechseljahren eine Zeit der großen Veränderungen durch. Sicher sind diese Jahre für einen Teil der Frauen ab Mitte 40 nicht immer einfach. Bei einigen kann die Lebensqualität sogar ganz gehörig darunter leiden. Umso wichtiger ist es, dass du dir selbst etwas Gutes tust und dir ganz gezielt Freiräume schaffst. Für ein wenig Entspannung im Alltag sollte immer Platz sein, und mit entspanntem Körper und Geist lässt sich die eine oder andere Klippe besser umschiffen. Auch wenn sich die Symptome nicht immer bekämpfen lassen, so kannst du sie doch auf ein erträgliches Maß reduzieren.

Immer wenn sich der weibliche Körper im hormonellen Durcheinander befindet, können sich körperliche und psychische Symptome entwickeln. Auch wenn du vielleicht körperlich kaum Beschwerden hast, könnten sich depressive Verstimmungen, Ängste, innere Unruhe, Schlafstörungen und allgemeine Anspannung zeigen. Entspannungstechniken lassen sich gut in deinen Tagesablauf einbauen, so dass du keine großen Umstände in Kauf nehmen musst. In Frage kommen beispielsweise Yoga, progressive Muskelentspannung, autogenes Training, diverse Atemtechniken oder Tai-Chi. Letztendlich musst du für dich selbst herausfinden, was dir besonders guttut und dich zur Ruhe kommen lässt.

Darauf kommt es beim Entspannen an

Es ist entscheidend, dass du dir eine Entspannungstechnik aussuchst, die dir zusagt, damit du sie auch regelmäßig anwendest. Unter Umständen musst du erst verschiedene ausprobieren, um das Optimum für dich zu finden. Wenn du möchtest kannst du sogar mehrere miteinander kombinieren oder zu verschiedenen Tageszeiten machen. Vielleicht startest du den Tag mit Yoga und kommst am Abend mittels Meditation zur Ruhe. Mach dir vorab nicht allzu viele Gedanken, sondern lass dich einfach darauf ein. Du wirst schnell feststellen, welche Methode lästige Gedanken am ehesten vertreibt und dich wieder runterbringt.

Da die Wechseljahre ja ohnehin schon mit genug Stress verbunden sind, setze dich nicht noch selbst unter Druck. Wenn es mit der Entspannung nicht auf Anhieb klappen will, dann übe dich in Geduld. Oftmals dauert es einige

Wochen, bis man in einen richtigen entspannten Zustand kommt und die Gedanken nicht ständig abdriften. Solltest du nach dieser Zeit jedoch immer noch keinen Fortschritt feststellen können, dann widme dich lieber einer anderen Entspannungstechnik, die dir vielleicht eher liegt. Du bist niemals gezwungen, bei einer bestimmten Technik hängenzubleiben, du kannst jederzeit umsteigen.

Stecke deine Erwartungen nicht zu hoch und bleibe immer realistisch. Wenn du mit einer positiven Einstellung an die Sache herangehst, wirst du auch schneller Veränderungen bemerken. Schaffe dir deine eigene Ruhe-Oase, die du nach deinen Vorstellungen und Bedürfnissen gestaltest. Such dir einen möglichst ruhigen Platz bei dir zuhause und richte dir diesen gemütlich ein. Eine Yogamatte, eine Decke und Kissen bilden den perfekten Untergrund für deine Entspannungsübungen. Achte auf eine angenehme Raumtemperatur und bequeme Kleidung, damit du dich so richtig wohlfühlst.

Manchmal ist das Zuhause auch nicht der richtige Ort, um abschalten zu können. Fällt es dir schwer, dann verlasse deine gewohnte Umgebung und gehe raus in die Natur. Ein kleiner Ausflug, ein Spaziergang oder das Verweilen an einem See bewirken oft wahre Wunder. Dein Nervensystem wird durch Süßes, Kaffee,

Nikotin und Alkohol erregt, so dass du diese Reize weitgehend meiden solltest. Normalerweise zeigt dir dein Körper sehr deutlich, wenn ihn etwas aus der Ruhe bringt.

Solltest du eine Entspannungstechnik für dich entdeckt haben, baue sie fest in deinen Alltag ein und führe sie möglichst immer zur gleichen Zeit durch, das schafft Routine. Wenn du das mindestens vier Wochen lang durchgezogen hast, ist es bereits zur Gewohnheit geworden. Falls du dich schwer damit tust, dich zum Üben aufzuraffen und die Routine selbst zu entwickeln, dann schau dich bei der Volkshochschule, in örtlichen Fitnessstudios oder bei deiner Krankenkasse nach entsprechenden Kursen um.

AUTOGENES TRAINING

Beim Autogenen Training handelt es sich eigentlich um nichts anderes als Auto-Suggestion oder Selbsthypnose. Du redest dir also selbst ein, dass sich dein kompletter Körper nach und nach entspannt. Im Prinzip ist es reine Kopfsache, wenn es darum geht, in den Zustand tiefer Entspannung zu gelangen. Am besten ist es, wenn du dir eine spezielle CD besorgst, um eine Anleitung für diese Entspannungstechnik an der Hand zu haben. Im Internet, zum Beispiel auf YouTube, findest du auch jede Menge Material für den Einstieg. Irgendwann hast du diese Sätze so verinnerlicht, dass du sie dir selbst vorsagen kannst.

Jede Muskelgruppe wird nacheinander angesprochen, wobei der Ablauf eigentlich immer der gleiche ist. Du kannst die Übung wahlweise im Sitzen oder auf dem Rücken liegend durchführen. Wichtig sind eine ungestörte Umgebung und eine angenehme Temperatur. Wenn Du das autogene Training im Liegen durchführen willst, lege dir am besten ein Kissen unter den Kopf und decke dich zu. Nachdem du die Augen geschlossen hast, achte auf ein entspanntes Gesicht und stelle sicher, dass alle Körperteile entspannt sind und bequem zu liegen kommen.

Stück für Stück gehst du alle Körperteile in Gedanken durch, und gibst ihnen die Anweisung, dass sie sich entspannen und warm und schwer anfühlen sollen. Das beginnt bei den Armen, wandert dann zu den Beinen, zum Rumpf und bis zum Kopf. Sicher braucht es etwas Übung, bis du damit zurechtkommst, aber bleib unbedingt am Ball. Am Ende der Übung öffnest du die Augen und reckst und streckst deinen Körper noch ein wenig. Vielleicht ist das autogene Training für dich ja genau richtig, um in den Schlaf zu finden, probiere es aus.

PROGRESSIVE MUSKELENTSPANNUNG NACH JACOBSON

Bei der progressiven Muskelentspannung geht es darum, durch die Entspannung des Körpers auch für einen entspannten Geist zu sorgen. Im Prinzip werden bei dieser Technik einzelne Muskeln zuerst angespannt, um die Spannung dann wieder zu lösen. Du spannst also die Muskulatur so stark wie möglich an, hältst diese Anspannung eine kurze Zeit und entspannst die Muskeln dann. Mit der Zeit wirst du merken, dass deine Muskeln dadurch schön schwer und entspannt werden, was sich auch positiv auf deine innere Ruhe auswirkt. Du wirst gleich im Anschluss einen deutlichen Effekt spüren, dieser steigert sich dann im weiteren Verlauf von ein paar Wochen.

Bei psychischer Anspannung oder in Stresssituationen wirst du automatisch auch deine Muskeln anspannen. Der Vorteil der progressiven Muskelentspannung ist der, dass du selbst aktiv wirst und gedanklich nicht so abschalten musst wie beim autogenen Training. Sollten deine Gedanken beim Entspannen also immer wieder abdriften, wäre diese Entspannungstechnik vielleicht die richtige für dich. Vor allem wenn du unter Ängsten leidest, kann dies gut möglich sein. Du wirst beim Üben schnell feststellen, welche Muskelgruppen bei dir besonders angespannt sind. Durch die aktive Entspannung der Muskulatur wird auch dein autonomes Nervensystem beruhigt, so dass du Ruhe finden kannst.

Für die Durchführung im Sitzen oder Liegen brauchst du etwa 20 bis 30 Minuten. Suche dir eine ruhige Stelle, an der du ungestört entspannen kannst und dämpfe helles Licht etwas ein. Nachdem du ein paar Mal tief durchgeatmet hast, achte auf eine bequeme Lage aller

Körperteile. Nach und nach werden jetzt einzelne Körperteile der Reihe nach für jeweils fünf Sekunden angespannt. Du solltest den Muskel dabei deutlich durch ein leichtes Ziehen spüren, verkrampfen darfst du hingegen nicht. Ohne eine Bewegung lässt du anschließend wieder locker und genießt rund 10 Sekunden das entspannte Gefühl, dann kannst du den Muskel erneut anspannen.

Begonnen wird grundsätzlich mit der rechten Faust, dann folgt die linke. Es folgen die Oberarme, die Unterarme, das Gesicht mit dem Kiefer, der Nacken, die Schultern, der Brustkorb, der Bauch, der Po, die Oberschenkel, die Unterschenkel und schließlich die Füße. Gehe danach in Gedanken noch einmal durch alle Körperteile und überprüfe, ob in einigen noch Spannung vorhanden ist. Es ist wichtig, dass du bei dieser Entspannungstechnik schön ruhig und tief atmest.

YOGA

Wenn Du während der Wechseljahre unter körperlichen Beschwerden leidest, dann hängt das oft auch mit einer Disbalance deiner Seele zusammen. Stress und Unausgeglichenheit können aber wiederum deiner geplanten Gewichtsabnahme im Weg stehen. Yoga ist eine tolle Methode, um Körper und Geist wieder in Einklang zu bringen und somit deine Abnehmerfolge zu fördern. Mittlerweile wird für Frauen in den Wechseljahren sogar spezielles Hormon-Yoga angeboten, da dieses die natürliche Regulierung der Hormone unterstützen soll.

Yoga stammt ursprünglich aus Indien und wird dort seit vielen Jahrtausenden praktiziert. Es umfasst neben den eigentlichen Übungen, den so genannten Asanas, noch besondere Atemtechniken und die Meditation. In den Wechseljahren läuft bei vielen Frauen der Alltag aus dem Ruder, so dass Yoga die Balance wiederherstellen kann. Häufig spielen ja nicht nur hormonelle Veränderungen im Klimakterium eine Rolle, denn es ist ohnehin eine Phase des Wandels. Vielleicht verlassen die Kinder das elterliche Haus oder die Eltern müssen gepflegt werden.

Das alles sind zusätzliche Belastungen, die noch erschwerend hinzukommen. Oftmals stellt auch das Älterwerden an sich ein Problem für Frauen dar. Yoga kann nicht nur dabei helfen, die innere Mitte und Ruhe wieder zu finden, sondern gleichzeitig auch das Selbstbewusstsein stärken. Du kannst wesentlich gelassener werden und deine allgemeine Leistungsfähigkeit steigern. Darüber hinaus werden auch diverse Stoffwechselprozesse angekurbelt, was wiederum der Gewichtsreduktion zugutekommt.

Das spezielle Hormon-Yoga stammt nicht etwa aus Indien, sondern auch Brasilien. Dort hat es eine Psychologin entwickelt, um Frauen bei diversen Wechseljahrsbeschwerden zu helfen. Sie kombiniert dazu verschiedene Yogarichtungen mit ihren individuellen Techniken. So findest du beispielsweise Elemente aus tibetischen Energieübungen, dem klassischen Hatha-Yoga und dem Kundalini-Yoga. Oberste Priorität hat die Anregung der Hormondrüsen in den Eierstöcken, der Hirnanhangsdrüse, den Nebennieren und der Schilddrüse. Daneben soll auch eine Beruhigung des vegetativen Nervensystems, die Stressreduktion und die Anregung des Stoffwechsels erreicht werden.

Zahlreiche Asanas haben einen positiven Einfluss auf den weiblichen Körper und können deshalb unterstützend in den Wechseljahren wirken. Das trifft vor allem auf die Umkehrhaltungen zu, die bei der Regulierung hormoneller Probleme helfen können. Drehungen und Vorbeugen sind ebenfalls als sehr sinnvoll anzusehen. Die bewusste Atmung beim Yoga kann das Hormon-, Nerven- und Immunsystem beeinflussen. Vor allem das Pranayama (Atemübungen) bietet sich für die Wechseljahre an, denn dieser Atem ist sehr gleichmäßig, ruhig und hat einen tiefgreifenden Effekt.

Gemäß der indischen Philosophie ist unser Leben ständigen Veränderungen unterworfen. Leider halten wir gerne an alten Gewohnheiten fest und können einen Wandel deshalb nur schwer akzeptieren. Das gilt vor allem dann, wenn wir selbst keinen Einfluss darauf haben und uns einfach damit abfinden müssen. In der Lebensmitte, also etwa in den Wechseljahren, ist eine Zeit des großen Umbruchs, die mit großer Unsicherheit und Angst verbunden sein kann. Indem wir diese Veränderung nicht annehmen und uns sogar dagegen wehren, wird das Leid nur noch größer. Yoga kann dir dabei helfen, diese Wandlungsphase anzunehmen und neue Energie zu erlangen.

MEDITATIONEN

Das Meditieren kann sich auf Körper und Geist gleichermaßen positiv auswirken, das haben sogar Studien bewiesen. Durch eine Meditation erreichst du einen Bewusstseinszustand, der zwar tief entspannt aber gleichzeitig auch sehr wach ist. Indem du zur Ruhe kommst, kannst du dein Leben aus einer ganz anderen Perspektive sehen und neue Kraft schöpfen. In der Meditation gibt es verschiedene Methoden zur Beruhigung des Geistes, wie beispielsweise Übungen zur Achtsamkeit und Konzentration. Wenn du dich richtig auf die Meditation einlassen kannst, konzentrierst du dich nur auf den Augenblick und blendest Erinnerungen, Vorstellungen und Bewertungen vollkommen aus.

Durch das Meditieren kannst du lernen, den unausweichlichen Veränderungen während der Wechseljahre gelassener entgegen zu sehen. Das Akzeptieren der Tatsache, dass dein Leben einer ständigen Wandlung unterworfen ist, wird dir wesentlich leichter fallen. Du wirst deinen Fokus auf das Hier und Jetzt legen und den Augenblick einfach genießen. Du kannst deine Gesundheit fördern, mit Schmerzen besser umgehen, über alte Verletzungen hinwegkommen und dein Selbstbewusstsein stärken.

Meditation ist ein lateinischer Begriff und steht für das Nachdenken. Diese spirituelle Methode wird in vielen Kulturen und Religionen seit langer Zeit praktiziert. Sie wird dazu benutzt, um sich durch mehr Konzentration und Achtsamkeit zu sammeln und zur Ruhe zu kommen. Ursprünglich stammt diese Praxis aus dem Fernen und Mittleren Osten, wobei die Meditation vor allem im Hinduismus verwurzelt ist. Mittlerweile ist sie auf der ganzen Welt populär und hat im Lauf der Zeit zahlreiche Abwandlungen erfahren. Das liegt unter anderem daran, dass es im Buddhismus diverse Auslegungsarten gibt. Auch in Japan gab es eine Weiterentwicklung, die als Zen bezeichnet wird. Die Chinesen widmen sich ebenfalls gerne der Meditation und nennen diese dann Chan. Zu Beginn wurde die Meditation fast ausschließlich in den Klöstern ausgeübt, da der religiöse Hintergrund doch sehr stark ausgeprägt war. Grundsätzlich unterscheidet man zwischen der aktiven und der passiven Meditation. Zu der passiven Variante zählt neben der klassischen stillen Meditation im Sitzen auch die Zen-Meditation. Die aktive Meditation kann unter anderem im Gehen durchgeführt werden, bei der teilweise auch Rezitationen oder das Aufsagen von Mantren erfolgen.

Wenn du das Meditieren für dich entdecken möchtest, beginne am besten mit geführten Meditationen. Häufig handelt es sich in diesem Fall um Traumreisen. Solche Meditationen findest du zum Beispiel auf YouTube, oder du lädst dir eine entsprechende App für dein Smartphone herunter. Es ist wichtig, dass du beim Meditieren schön bequem sitzt, weshalb du dir auch einen Schemel oder eine spezielle Meditationsbank zulegen kannst. Für den Anfang tun es einfache Kissen aber auch vollkommen. Im Hintergrund kannst du ruhige Musik laufen lassen oder während des Meditierens auch Klangschalen verwenden, das wirkt zusätzlich beruhigend. Meditationen sind für jeden Menschen geeignet, und viele integrieren sie fest in ihr Leben, um neue Kraft zu tanken. Im Prinzip handelt es sich um Momente der Ruhe, kleine Inseln im Alltag, um wieder zu dir selbst zu finden.

Meditieren ganz einfach lernen

Wenn du an Meditation denkst, dann wirst du vielleicht vermuten, dass diese Praxis gar nicht so einfach ist. Das ist aber eigentlich nicht wahr, denn durch regelmäßiges Üben wirst du dich innerhalb weniger Wochen komplett darauf einlassen können. Nehme dir für jeden Tag eine kurze Meditation vor und führe sie am besten auch immer zur gleichen Zeit aus.

Such dir einen ruhigen Ort, an dem du ungestört bist, und mache es dir auf einem Sitzkissen oder Stuhl bequem. Anfangs reichen 10 Minuten völlig aus, am besten stellst du dir einen Wecker bereit. Es ist wichtig, dass du auf eine gerade und aufrechte Positionierung deiner Wirbelsäule achtest. Überprüfe noch einmal, ob dich deine Kleidung an keiner Stelle einengt. Lege deine Hände in den Schoß oder auf die Knie und schließe die Augen.

Nachdem du fünfmal tief durchgeatmet hast, richtest du deine Aufmerksamkeit ganz auf deine Atmung. Spüre wie die Luft durch deine Nase ein- und wieder ausströmt. Sollten deine Gedanken abschweifen, konzentriere dich immer wieder auf deinen Atem. Es ist ganz natürlich, dass du in Gedanken immer wieder woanders bist, kehre einfach wieder zur Atmung zurück. Vielleicht erscheint dir das sehr langweilig, doch es geht einzig und alleine um das Erlernen absoluter Konzentration und Fokussierung. Das war eigentlich schon der Einstieg in die Meditation. Wenn du das mit der Atmung problemlos schaffst, kannst du dich anspruchsvolleren Varianten widmen.

Tai-Chi

Ursprünglich handelte es sich beim Tai-Chi um eine Kampfkunst, die mittlerweile aber als Bewegungskunst gilt und zu den meditativen Techniken zählt. Vielleicht ist dir das Tai-Chi auch unter dem Begriff „Schattenboxen" geläufig. Es gibt insgesamt 13 Bewegungsbilder, die aus einer Abfolge von Körperbewegungen bestehen, die fast wie in Zeitlupe ausgeführt wird. Die Bewegungen sind sehr fließend und werden mit der Atmung koordiniert.

Für die Ausführung ist eine hohe Konzentration erforderlich, und nur mit Geduld und viel Ausdauer können die Bewegungsbilder perfekt eingeübt werden. Mit Hilfe von Tai-Chi kannst du die Harmonie von Körper und Geist wiederherstellen und Energieblockaden auflösen. Gleichzeitig werden aber auch die Muskulatur, die Gelenke und die Ausdauer trainiert. Du erlangst durch das Tai-Chi eine ganz besondere Körperwahrnehmung und -beherrschung, was auch deinem Selbstvertrauen zugutekommt.

Qi Gong

In China gilt Qi Gong als Breitensport, und sicher kennst du die Bilder, auf denen sich viele Menschen auf Plätzen und in Parks zum Frühsport versammeln. Ähnlich wie beim Thai Chi sollen durch die Bewegungsabläufe und die Atmung Körper, Geist und Seele in Einklang gebracht werden. Qi Gong soll Energieblockaden auflösen, damit die Lebensenergie wieder ungehindert durch den Körper strömen kann. Im Prinzip kannst du diese Praktik als die chinesische Antwort auf das indische Yoga ansehen.

Der Unterschied zum Tai-Chi liegt darin, dass Qi Gong sich eher auf das Innere konzentriert und nicht so sehr an die Kampfkunst angelehnt ist. Übersetzt bedeutet es so viel wie „Arbeit an der Lebensenergie“, und das sagt ja bereits alles aus. Schon seit mehr als 6.000 Jahren wird Qi Gong praktiziert, wobei es zu

Beginn ebenfalls ein Kampftraining war. Mit der Zeit rückte aber die Gesundheitsvorsorge immer mehr in den Mittelpunkt. Diese Methode fördert den Gleichgewichtssinn, die Wahrnehmung, die Konzentration, die Körperbeherrschung, die körperliche und mentale Entspannung sowie die Bewegungskoordination.

Shiatsu

Shiatsu ist eine asiatische Massagetechnik, die während der Wechseljahre die Regulierung der Hormone unterstützen und dich mental stärken kann. Sie kann das vegetative Nervensystem in Balance bringen und einen gestörten Energiefluss wieder beheben. Die östliche Sichtweise unterscheidet sich ganz erheblich von der in der westlichen Welt. Im Taoismus werden die Wechseljahre zum Beispiel auch „Stillstand des himmlischen Wassers" genannt. Häufig mangelt es dem Körper an Substanz, und eine Schwäche der Nierenenergie zeigt er dann durch verschiedene Symptome an. Da das Yin schwächelt, kann es das Yang nicht mehr bremsen, so dass dieses in die Höhe schnellt und zu innerer Unruhe führt.

Ähnlich wie die Pubertät und eine Schwangerschaft zählt das Klimakterium zu den

„Toren der Wandlungen“. Das bedeutet, dass in diesem Zeitraum entweder eine Schwächung oder eine Stärkung des Organismus erfolgt. Alles hängt von der persönlichen Lebensweise und dem Schutz vor schädlichen Einflüssen ab. Wenn die Monatsblutung versiegt, kann das einen wahren Energieschub darstellen. Wenn du diese Energiereserven sinnvoll nutzt, kannst du noch einmal neu durchstarten und dabei von deiner Lebenserfahrung profitieren. In dieser Phase soll das Yin geschützt werden, indem du möglichst wenig schwitzt, vor Mitternacht ins Bett gehst und deinen Kaffee-Konsum reduzierst. Wenn du die Wechseljahre als etwas Normales ansiehst, dann kannst du die Beschwerden auch mit mehr Zuversicht und Positivität meistern.

Mit Hilfe von Shiatsu kannst du lernen, Altes loszulassen, um Raum für Neues zu schaffen. Nicht nur dein Nervensystem wird durch die regelmäßige Anwendung gestärkt, sondern auch deine innere Harmonie wird gefördert. Auf diese Weise wirst du zunehmend entspannter und ausgeglichener. Du gönnst deinem Körper in den Wechseljahren Ruhephasen und Gelegenheiten zum Innehalten, so dass Körper, Geist und Seele wieder in Einklang kommen können. Während der Shiatsu-Massage wird die Nierenenergie gestärkt, damit Hitzewallungen reduziert und die Knochen stabilisiert werden.

Manchmal ist die Leberenergie blockiert, was sich in Stimmungsschwankungen und Gereiztheit äußern kann. Wird dann entlang des Herzmeridians gearbeitet, lassen sich Schlafprobleme, Konzentrationsstörungen und Unruhe lindern. Die Körperpunkte, die man bei der Massage stimuliert, kennst du vielleicht auch aus der Akupunktur oder Akupressur. Durch die Massage soll prinzipiell nur der Energiefluss im Körper wieder harmonisiert werden.

Vor der Behandlung erfolgten eine ausführliche Anamnese und eine Bewertung der Symptome und Beschwerden. Dann legst du dich angezogen auf eine Unterlage, bei gewissen Techniken wirst du dich auch zwischendurch hinsetzen müssen. Der Therapeut tastet Körperstellen ab, an denen wahrscheinlich eine Energieblockade vorhanden ist. Mit den Fingern und Händen, teils aber auch mit den Ellenbogen, den Knien oder den Füßen werden die entsprechenden Meridiane dann sanft massiert. Manchmal wendet er auch verschiedene Haltegriffe an, um die Muskulatur zu dehnen. Du kannst Shiatsu natürlich auch selbst erlernen und dich dann selbst damit behandeln. Volkshochschulen,

Physiotherapeuten oder Massagepraxen bieten manchmal solche Kurse an. Nicht alle Körperstellen sind gut zu erreichen, so dass du vielleicht auch auf Shiatsu-Massagematten oder -sitze zurückgreifen könntest.

DEN SCHLAF EFFEKTIV VERBESSERN

Du weißt nun, dass die Entspannung von Körper und Geist extrem wichtig für eine erfolgreiche Gewichtsabnahme ist. Auch eine gute Schlafqualität gehört zur Entspannung und Stressreduktion dazu. Wenn du unter Schlafmangel leidest, wirst du tagsüber erschöpft sein und Einbußen in deiner Leistungsfähigkeit bemerken. Die Hormone spielen bei Schlafproblemen eine ganz entscheidende Rolle. In den Wechseljahren sinkt irgendwann der Östrogenspiegel, was auch zu einem Mangel an Melatonin führt, welches ja auch als Schlafhormon bekannt ist. Du merkst das daran, dass du vor allem ganz schlecht einschlafen kannst. Mit zunehmendem Alter produziert der Organismus ohnehin immer weniger Melatonin, so dass sich dann irgendwann auch Durchschlafstörungen dazu gesellen.

Stimmungsschwankungen und Depressionen in den Wechseljahren verhindern das Abschalten am Abend, auch im Bett kreisen die Gedanken noch weiter. Nachts wirst du womöglich unter Hitzewallungen leiden und vermehrt schwitzen, auch das verhindert einen erholsamen Schlaf. Etwa die Hälfte aller Frauen hat im Klimakterium mit Schlafstörungen zu kämpfen, wobei die Schlafqualität phasenweise stark schwanken kann. Nach der letzten Monatsblutung setzen vielen dann wieder verstärkt Schlafstörungen zu, wobei es dann oftmals an Atemaussetzern während der Nacht liegt. Das sorgt für weniger Sauerstoff im Blut, was in einem unregelmäßigen Schlaf und mangelnder Regeneration mündet.

Auf besondere Schlafhygiene achten

Dein Hormonchaos kannst du häufig nicht beseitigen, aber es gibt durchaus viele Möglichkeiten, um deinen Schlaf deutlich zu verbessern. Da die Wechseljahre sich über einen langen Zeitraum erstrecken, solltest du Schlafstörungen ernst nehmen und unbedingt etwas dagegen unternehmen.

Schlafhygiene hat nichts mit Hygiene im eigentlichen Sinn zu tun. Vielmehr geht es darum, dass du auf bestimmte Verhaltensweisen setzt, um für einen erholsamen Schlaf zu sorgen. Dabei kommt es nicht nur auf den Schlaf an sich an, denn schon einige Stunden vor dem Zubettgehen kannst und solltest du auf ein paar wichtige Dinge achten.

Mindestens drei Stunden vor dem Schlafen solltest du auf anregenden Tee, Nikotin und Alkohol verzichten. Falls dich Koffein sehr aufputscht, solltest du bereits ab nachmittags davon Abstand nehmen. In diesem Zeitraum solltest du auch keine schweren Mahlzeiten mehr einnehmen, damit deine Verdauung nicht während der Nachtzeit auf Hochtouren laufen muss. Auf der anderen Seite ist es aber auch nicht förderlich, wenn du mit knurrendem Magen ins Bett gehst. Also am besten abends auf eine leichte Mahlzeit setzen, die nicht zu spät eingenommen wird.

Falls du dich mittags hinlegen musst, weil du sehr erschöpft bist, begrenze die Dauer auf maximal 30 Minuten. Schläfst du tagsüber länger, wirst du abends nur schwer in den Schlaf finden. Nach 18 Uhr solltest du keinen körperlich anstrengenden Aktivitäten mehr nachgehen, also auch keinen Sport mehr treiben. Versuche eine feste Schlafenszeit einzuhalten, sofern dich Schichtarbeit nicht daran hindert. Ein fester Schlaf-Wach-Rhythmus ist ganz essentiell für eine gute Leistungsfähigkeit. Aus diesem Grund solltest du dich am Tag auch möglichst im Hellen aufhalten und abends dann helles Licht vermeiden. Es sollte immer eine gewisse Pufferzone zwischen Alltag und dem Gang ins Bett geben. Lege das Handy ein bis zwei Stunden vorher aus der Hand, denn die Beleuchtung mit hohem Blaulichtanteil ist ähnlich störend wie Tageslicht. Neuere Modelle haben oftmals einen Nachtmodus, bei dem das Blaulicht reduziert ist.

Gönne dir abends ein Bad oder sorge anderweitig für Entspannung, beispielsweise durch Yoga, Meditation oder autogenes Training. Unter Umständen kann dir auch ein spezielles Schlafritual helfen. Manchmal liegt die Ursache für Schlafprobleme auch in einem Mangel am Nukleosid Adenosin. Dieses wird durch Bewegung gebildet, vor allem durch Aktivitäten an der frischen Luft. Plane also für den Abend ruhig öfter mal einen kleinen Spaziergang ein.

Du solltest wirklich nur zum Schlafen im Bett liegen oder es für Sex nutzen. Im Bett soll weder gearbeitet noch gestritten werden, denn es dient der Ruhe und Entspannung. Falls du früher wach wirst, wälze dich nicht hin und her, sondern stehe auf. Solltest du abends überhaupt nicht einschlafen können, verlasse das Bett und lese vielleicht noch ein wenig. Bist du nach 30 Minuten noch nicht eingeschlafen, bist du einfach noch nicht müde genug oder kommst aus anderen Gründen nicht zur Ruhe. Auch in der Schlafmedizin wird die Schlafdauer auf den eigentlichen Schlaf begrenzt. Die Zeit, die du im Bett verbringst, hat demnach keinerlei Bedeutung, sondern nur der effektive Schlaf. Selbst wenn du 10 Stunden im Bett liegst, kannst du morgens wie gerädert sein.

Wirst du nachts wach und musst zur Toilette, schalte nach Möglichkeit kein helles Licht ein. Das Schlafzimmer solltest du angenehm gestalten und es zu einer Ruhezone erklären. Spare nicht an einem bequemen Bett und einer qualitativ hochwertigen Matratze. Doch auch die beste Matratze nutzt nichts, wenn sie nicht optimal auf deinen Körper und dein Schlafverhalten abgestimmt ist.

Ein Fernseher oder eine Musikanlage sollten hier eigentlich keinen Platz haben. Die ideale Schlaftemperatur liegt bei 18 Grad, wenn du aber lieber wärmer schläfst ist das auch kein Problem, denn du musst ich wohlfühlen. Mit kalten Füßen lässt es sich kaum einschlafen, so dass Bettsocken wahre Wunder bewirken können. Der Raum sollte nach Möglichkeit komplett abgedunkelt werden. Lassen sich externe Lichtquellen nicht ausschalten, oder der Partner will das Rollo nicht ganz herunterlassen, verwende eine Schlafmaske. Nur wenn du im Dunkeln schläfst, kann das Schlafhormon Melatonin von deinem Körper gebildet werden, und diese ist für einen guten Schlaf unverzichtbar. Lassen sich störende Geräusche in der Umgebung nicht verhindern, sind Ohrstöpsel ein sinnvolles Hilfsmittel.

Unter Umständen lässt sich deine Schlafqualität auch mit Hilfe eines Schlaftrackers verbessern. Wofür früher der Aufenthalt in einem Schlaflabor notwendig war, kann man sich heute eines Schlaftrackers bedienen. Sie sind in der Regel in einen Fitnesstracker integriert und können dir nützliche Informationen liefern und diese auch zum späteren Vergleich speichern. Der Tracker gibt dir Aufschluss über deine einzelnen Schlafphasen, indem der Herzschlag, deine Bewegungen und die Atmung dokumentiert werden. Er zeigt dir deinen Tiefschlaf ebenso an wie die Momente, in denen du nachts aus dem Schlaf erwachst, auch wenn du diese bewusst gar nicht wahrnimmst. Darüber hinaus erfährst du, wie lange zu brauchst, um wieder einzuschlafen, und selbst ein mögliches Schnarchen wird aufgezeichnet.

Hilfe aus der Natur

Manchmal kommt der Kopf einfach nicht zur Ruhe, oder es herrscht eine starke innere Unruhe, so dass eine gute Schlafhygiene bei Schlafproblemen nicht ausreicht. In diesem Fall solltest du dich näher mit Heilpflanzen und deren positiven Effekten auf die Schlafqualität befassen. Sicher haben Naturheilmittel nicht die Durchschlagskraft wie chemische Schlaftabletten. Sie sind aber in der Regel gut verträglich und machen auch nicht abhängig. Sie erzeugen keinen Hangover am nächsten Tag und stören nicht deinen natürlichen Schlafrhythmus. Du kannst es zunächst auch mit Tees probieren, wobei diese in ihrer Wirksamkeit doch etwas eingeschränkt sind und eher begleitend eingesetzt werden sollten.

Du musst dir aber immer vor Augen halten, dass pflanzliche Medikamente selten sofort wirken. Solltest du also auf Mutter Natur setzen, um gegen deine Schlafprobleme anzukämpfen, wird es normalerweise mindestens zwei Wochen dauern, bis du die volle Wirkung verspürst. Wirf also nicht gleich die Flinte ins Korn, falls du immer noch unruhige Nächte verbringst. Vielleicht musst du aber auch erst verschiedene Pflanzenextrakte ausprobieren, bis du das Richtige für dich gefunden hast. Achte auch darauf, dass die Mittel hoch genug dosiert sind.

Wenn die Einschlafprobleme nervöser Natur sind und auf innerer Unruhe basieren, könntest du es mit Baldrian versuchen. Baldrian gilt als das effektivste natürliche Beruhigungs- und Schlafmittel. Die ätherischen Öle in der Baldrianwurzel haben einen beruhigenden Effekt auf das zentrale Nervensystem. Baldrian kannst du in Form von Tropfen oder Kapseln oral einnehmen. Tee aus der Baldrianwurzel hat eine ganz sanfte Wirkung, kann aber zu schwach sein. Falls du gerne ein Bad nimmst, versuche es auch einmal mit einem Badezusatz.

Auch die Melisse hat sich in der so genannten Phytotherapie bei Schlafstörungen bewährt. Sie wirkt gegen Nervosität, innere Unruhe und Anspannung. Wirksame Inhaltsstoffe sind neben den ätherischen Ölen noch Bitterstoffe, Flavonoide, Gerbstoffe und Kaffeesäureverbindungen. Aus Melissenblättern lässt sich ein beruhigender Tee herstellen, die Blätter können aber auch zur Zubereitung eines Vollbads verwendet werden.

Lavendel ist ebenfalls für seine beruhigende und entspannende Wirkung bekannt. Der Effekt wird durch die ätherischen Öle in den Lavendelblüten, Rosmarinsäure, Flavonoide, Gerbstoffe und Cumarine erzeugt. Lavendel kann bei Schlafstörungen in Form von Tee, Bädern, Öl zum Einreiben, Aromaöl für die Duftlampe oder Lavendelkissen angewandt werden. Mittlerweile gibt es auch Kapseln mit reinem Lavendelöl zur oralen Einnahme.

Einen Versuch wert ist auch die Passionsblume, deren Inhaltsstoffe meistens als Tee oder als Zusatzstoffe in pflanzlichen Schlafmitteln Anwendung finden. Unter Umständen rühren deine Schlafstörungen ja auch von einer depressiven Verstimmung her. Bei leichten Depressionen hat sich Johanniskraut in der Vergangenheit gut bewährt. Wenn sich deine Stimmungslage verbessert, könnte auch deine Schlafqualität davon profitieren.

Bonus: Tipps um das Gewicht dauerhaft zu halten

Vielleicht gehörst du zu den Frauen, die zwar nicht unbedingt Probleme beim Abnehmen haben, die sich aber anschließend mit dem Halten des Gewichts schwer tun. Das ist mit ein Grund, warum wir von Crash-Diäten dringend abraten. Diese stellen eine absolute Mangelernährung dar, so dass dein Körper später wieder alles aufholt, was ihm in dieser Phase verwehrt blieb.

Oftmals hast du danach nicht nur wieder dein Ausgangsgewicht, sondern noch ein paar Kilos zusätzlich auf den Hüften. Ist doch eigentlich auch nicht verwunderlich, wenn du wieder zu deinen vorherigen Ernährungsgewohnheiten zurückkehrst. Mit den folgenden Tipps sollte es dir jedoch gut gelingen, nach dem erfolgreichen Abnehmen in den Wechseljahren, deine Traumfigur auch zu erhalten.

Konsequenz und Disziplin beibehalten

Es ist wahrlich ein riesiger Erfolg, wenn du dein Wunschgewicht erreicht hast. Nur du alleine weißt, wie hart du daran gearbeitet hast, und dass du auch die eine oder andere Entbehrung in Kauf genommen hast. Umso wichtiger ist es jetzt, dass du nicht wieder in alte Muster zurückverfällst. Viele Jahre warst du ein Couchpotato, bitte begehe den gleichen Fehler nicht noch einmal.

Sowohl das Abnehmen als auch das Halten des Gewichts ist vor allem eine Kopfsache. Sicher wirst du ab und zu denken, dass du so lange auf deine Ernährung geachtet hast, dass eine Pizza oder ein Burger ja wohl nichts schaden können. Vielleicht hast du auch mal keine Lust aufs Training und gehst lieber mit deinen Freundinnen etwas trinken. Alles kein Problem, so lange es die Ausnahme bleibt und nicht zur Regel wird. Du musst nicht auf alles verzichten, wenn du dich zu 90 Prozent an dein Ernährungs- und Trainingskonzept hältst, ist alles im Lot.

Frustration ist fehl am Platz

Natürlich wird es nicht immer einfach sein, das Gewicht zu halten. Das liegt vor allem daran, dass es nur noch darum geht, den momentanen Zustand aufrechtzuerhalten. Beim Abnehmen hattest du ein klares Ziel vor Augen, nämlich eine Zahl auf der Waage. Du durchläufst ab jetzt einen dauerhaften Prozess, und alle Prozesse sind störanfällig. Lass dich also nicht frustrieren, wenn das Gewicht mal ein wenig nach oben geht. Vielleicht hast du ja am Tag zuvor nur sehr salzig gegessen und deshalb Wasser eingelagert? Auch nach einer Familienfeier mit leckerem Essen kann die Waage mal dein Feind sein. Überlege genau, was der Grund für ein oder zwei Kilos mehr sein könnte und stress dich dann nicht damit.

Denke daran: Du hast dich nur für dich verändert

Hoffentlich ist dem so. Leider wird in den Medien ein völlig falsches Frauenbild propagiert. Frauen haben schlank, jung und attraktiv auszusehen, koste es was es wolle. Viele Frauen nehmen im Grunde gar nicht ab, um wieder in ihre alten Klamotten zu passen oder um eine Bikinifigur zu haben. Sie ziehen ihre Motivation aus der Meinung ihrer Mitmenschen. Sie wollen ihrer Familie, den Freunden oder dem Partner gefallen. Mit Sicherheit ist denen auch aufgefallen, dass du abgenommen hast. Wenn du jetzt dabei bist, dein Gewicht zu halten, wird keiner deine Bemühungen sehen, denn deine Figur verändert sich ja nicht mehr. Du wirst das Gewicht also nur dauerhalt halten können, wenn du aus eigenem Willen schlank und gesund bleiben möchtest.

Neue Ziele müssen her

Es ist auf jeden Fall wenig motivierend, wenn man auf dem Weg zu einem Ziel keinen Fortschritt erkennen kann. Deshalb darf es niemals dein einziges Ziel sein, dein Gewicht zu halten. Du brauchst noch andere Ziele, für welche du die notwendige Motivation aufbringen kannst. Selbstverständlich sollten diese im Zusammenhang mit deinem gesunden und aktiven Lebensstil stehen. Setze dir beispielsweise sportliche Hürden, die du überwinden willst. Du könntest beim Radfahren oder Joggen eine neue Rekordzeit aufstellen und dich immer wieder selbst übertreffen.

Schlank bist du ja nun, was aber nicht zwangsläufig bedeutet, dass dein Körper schön straff ist. Das wäre doch ein schönes Ziel, deinen Körper durch Krafttraining zu definieren, so dass du athletischer aussiehst. Auch deine Stärke lässt sich durch Krafttraining verbessern, und stark sein muss nichts mit Muskelbergen zu tun haben. Aber ein knackiger Po oder eine aufrechte Körperhaltung lassen deinen Körper noch viel attraktiver erscheinen. Bei der Ernährung könntest du auf Challenges setzen, wie zum Beispiel einen Monat keinen Alkohol oder keinen Zucker.

Im Alltag aktiv bleiben

Möchtest du schlank und fit bleiben, wirst du nicht um tägliche Bewegung herumkommen. Du musst keinen Leistungssport betreiben, aber einfach mehr Bewegung in deinen Alltag einbauen. Lass das Auto häufiger stehen und gehe stattdessen zu Fuß oder nimm das Fahrrad. Beim Fernsehen musst du nicht unbedingt auf dem Sofa liegen, du kannst auch nebenbei etwas Sport treiben. Diese Kleinigkeiten erfordern keinen großen zusätzlichen Aufwand und werden ganz schnell zur Gewohnheit, so dass du gar nicht mehr darüber nachdenken musst. Wenn dir eine Sportart oder dein Workout keinen

Spaß mehr macht, dann schau dich nach einer anderen sportlichen Aktivität um. Nur wenn du mit Herz und Seele dabei bist, wirst du auch auf lange Sicht am Ball bleiben.

Kontrolle ist immer besser

Wahrscheinlich wirst du es schon am Sitz deiner Kleidung bemerken, falls du wieder ein wenig zugenommen hast. Auch wenn du dein Wunschgewicht erreicht hast, sollte die Waage dein treuer Begleiter bleiben. Aber anders als in der Abnehmphase musst du dich nicht mehr wöchentlich wiegen. Normalerweise reicht es zur Kontrolle vollkommen aus, wenn du alle zwei bis vier Wochen auf die Waage steigst. Am besten behältst du auch deine Kalorienbilanz im Blick, denn sowohl ein Zuviel als auch ein Zuwenig sollte vermieden werden. Es geht hier nicht darum, dir selbst Druck zu machen. Du sollst durch die Kontrolle lediglich verhindern, dass du wieder in alte Verhaltensmuster zurückfällst.

Entspannung im Alltag nicht vergessen

Wie du weißt, stellt Stress immer eine Gefahr für deine Figur dar. Um nicht wieder zuzunehmen, solltest du dir im Alltag bewusst Auszeiten gönnen, um etwas für deine Entspannung zu tun. Auch Schlafmangel versetzt deinen Körper in Stress, so dass ausreichend Schlaf ganz wichtig ist. Stress und Schlafmangel verstärken den Appetit, und du greifst häufiger zu Fast Food und Süßkram. Demnach kommt es beim Halten des Gewichts nicht nur auf genügen Bewegung an, sondern auch auf ausreichend Ruhephasen. Vor allem wenn du regelmäßig Sport treibst, musst du deinem Körper zwischendrin auch einen Tag zur Regeneration gönnen, denn Stress kann auch körperlicher Natur sein.

Hat dir mein Buch gefallen? Dann würde ich mich über eine kurze Rezension auf Amazon freuen!

Ich wünsche dir viel Erfolg auf deinem

weiteren Weg!

Leckere Rezepte

Hier findest du leckere Rezepte zum Nachkochen. Diese kannst du ausgezeichnet mit den Ernährungsformen von vorhin verbinden und kombinieren. Viel Spaß beim Kochen!

REZEPTE INTERVALL FASTEN

Wenn du dich für die 16 : 8 Variante des Intervallfastens entschieden hast und das Fastenbrechen mit dem Frühstück beginnen willst, wären dafür Frischkostgerichte die passende Wahl. Z. B. das wohlbekannte Bircher Müsli, von dem es zahlreichen Varianten gibt. In Abwandlung des klassischen Vorbildes mit Milch wird im folgenden Rezept Joghurt verwendet.

Bircher Müsli

Hier die Zutaten

50 Gramm Haferflocken
1 kleiner Apfel
4 - 5 getrocknete Datteln ohne Kern
1 Esslöffel gehackte Nüsse
1 Teelöffel Honig
300 Gramm Joghurt
Etwas Zitronensaft

Zubereitung

Die Zubereitung ist bestimmt keine Herausforderung, denn im Grunde müssen die Zutaten nur gemischt werden. Allerdings solltest du zuvor den Apfel schön waschen und dann reiben. Danach sofort mit dem Zitronensaft mischen, damit das Geriebene nicht braun wird. Des Weiteren müssen die Datteln auch zerkleinert werden. Nun steht dem Vorgang des Mixens nichts mehr im Wege. Wenn du magst, kannst du auch noch ein bisschen Zimt hinzufügen.

Diese Portion hat etwa 420 Kalorien. Klingt viel für eine Diät? Keineswegs in diesem Fall, denn damit bist du ernährungstechnisch gerüstet für die nächsten Stunden, ohne gleich wieder eine Zwischenmahlzeit essen zu müssen.

Nochmal Frühstück: Der berühmte Bulletproof Coffee

Hier die Zutaten

Tasse Kaffee, am besten French Press (200 Milliliter)
1 Esslöffel Butter
1 Esslöffel Kokosöl oder MCT Öl

Zubereitung

Ganz einfach die Zutaten in ein Mixgerät geben und ca. 30 Sekunden durchquirlen. Oder mit einem Stabmixer bearbeiten. Fertig ist das sättigende Getränk. Ersetzt ein komplettes Frühstück.

Nährwerte pro Kaffee:

0,1 Gramm Eiweiß
40,0 Gramm Fett
0,1 Gramm Kohlehydrate

Mittagessen: Schweinefilet mit Paprika und Couscous

Hier die Zutaten

150 Gramm Schweinefilet
2 Paprikaschoten (rot und grün) in Streifen geschnitten
1 Zwiebel in Ringe geschnitten
2 Knoblauchzehen fein gehackt
125 Milliliter Gemüsebrühe
2 Esslöffel Naturjoghurt
1 Esslöffel Sojasoße
1 Teelöffel Speisestärke
2 Esslöffel Couscous
Gewürze: Salz, Pfeffer, Paprika edelsüß
Kräuter der Provence
Rapsöl

Zubereitung

Zunächst bringst du 100 Milliliter Wasser zum Kochen. Dann Couscous mit etwas Salz hinein rühren und Temperatur reduzieren bis das Ganze eher quillt als kocht. Ab und zu umrühren. Nun das Fleisch in drei Stücke schneiden, salzen, pfeffern und mit Paprika bestreuen. Anschließend in Speisestärke wälzen und in einer Pfanne mit heißem Rapsöl von allen Seiten anbraten. Dann aus der Pfanne nehmen. Nun Paprikastreifen, Zwiebelringe und gehackten Knoblauch in die Pfanne geben und anbraten. Dann Kräuter und erhitzte Brühe noch hinzugeben, Deckel drauf und fünf Minuten garen. Nach drei Minuten kommt das Fleisch noch dazu. Dann die Pfanne vom Herd nehmen und Joghurt sowie Sojasoße hinein rühren. Mit dem fertigen Couscous zusammen anrichten. Wenn du magst, noch mit etwas Paprika bestäuben.

Tipp

Wenn du es etwas schärfer magst, kannst du statt des edelsüßen Paprikas auch Cayenne Pfeffer nehmen.

Nährwerte pro Portion:

40 Gramm Eiweiß
20 Gramm Fett
30 Gramm Kohlehydrate

Nochmal Mittagessen: Kartoffelsalat

Hier die Zutaten

4 mittelgroße Kartoffeln
2 Eier
1 Zwiebel
5 Rispentomaten (nicht zu groß)
250 Gramm Kichererbsen aus der Dose
1 Salatgurke
10 grüne Oliven ohne Steine
6 Sardellenfilets
Olivenöl, Essig und Senf
Salz, Pfeffer und Kräuter

Zubereitung

Ungeschälte Kartoffeln kochen – vorher natürlich gründlich waschen. Gleichzeitig die Eier kochen – etwas länger, denn das Eigelb soll fester werden. Wenn die Kartoffeln und die Eier gar sind, werden beide gepellt und in Scheiben geschnitten. Gleiches gilt für die Gurke. Die Tomaten am besten vierteln. Diese Zutaten gibst du nun zusammen mit den abgetropften Kichererbsen in eine große Schüssel. Obendrauf kommen die Oliven und die Sardellenfilets.

Jetzt kommt das Dressing dran: Dafür musst du Olivenöl, Essig und Senf sowie Salz und Pfeffer gut mischen. Über den Kartoffelsalat geben und guten Appetit.

Der gesamte Kartoffelsalat hat
22 Gramm Eiweiß
37 Gramm Fett
35 Gramm Kohlehydrate
und allerhand Ballaststoffe

Was Süßes: Bananen Eierkuchen

Hier die Zutaten

2 Eier
1 Banane
1 Teelöffel Trockenhefe oder Backpulver
Gewürze: Zimt und Vanille
Etwas Öl für die Pfanne

Zubereitung

Eier schlagen, Banane pürieren und beides zu einem cremigen Teig verarbeiten. Trockenhefe oder Backpulver sowie Gewürze hinzufügen und nochmal durchrühren. Öl in der Pfanne erhitzen und die Eierkuchen, in manchen Gegenden auch Pfannkuchen genannt, ausbacken. Die Süße kommt von der Banane. Du kannst die Eierkuchen aber auch noch mit etwas Honig bestreichen.

Ohne Honig ergeben sich aus der gesamten Mischung

15 Gramm Eiweiß
14 Gramm Fett
35 Gramm Kohlehydrate

Zum Abend ein Omelett mit Gemüse und Schafskäse

Hier die Zutaten

4 Eier
50 Milliliter Milch
1 Tomate mittlere Größe
1 Zucchini
1 kleine Aubergine
1 Knoblauchzehe
5 Oliven
100 Gramm Schafskäse
frische Kräuter
Salz und Pfeffer
Öl für die Pfanne

Zubereitung

Eier und Milch verrühren und mit Salz und Pfeffer würzen. Zucchini und Aubergine würfeln, Tomaten vierteln. Den Knoblauch hacken oder auch pressen und die Oliven in Scheibchen schneiden. In einer Pfanne mit erhitztem Öl das Gemüse leicht anbraten, mit gehackten Kräutern bestreuen sowie mit Salz und Pfeffer würzen. Beiseitestellen. In einer zweiten Pfanne das restliche Öl erhitzen und die Hälfte der Omelettenmischung anbraten – beidseitig natürlich. Anschließend legst du das Omelett auf einen Teller, gibst die Hälfte vom Gemüse drauf und bröckelst die Hälfte vom Schafskäse darüber. Das gleiche natürlich mit dem zweiten Omelett.

Beide zusammen haben
27 Gramm Eiweiß
45 Gramm Fett
15 Gramm Kohlehydrate

Wie wäre es mit Gemüse Muffins?

Hier die Zutaten

1 Zucchini (etwa 100 Gramm)
2 - 3 Karotten
8 - 10 Stängel Schnittlauch1
150 Gramm Mehl
2 Eier
1 Teelöffel Backpulver
50 Gramm Käse gerieben (z. B. Gouda oder Emmentaler)
100 Milliliter Wasser
etwas Salz und Semmelbrösel

Zubereitung

Als erstes musst du die Karotten und die Zucchini fein reiben und den Schnittlauch hacken. Danach wird der Teig zubereitet. Erst mal Mehl, Backpulver und Salz gut mischen und anschließend Öl Wasser und Eier zugeben. Nochmals rühren bis ein glatter Teig entstanden ist. Jetzt noch Gemüse, Schnittlauch und Käse unterheben. Für den nächsten Schritt benötigst du ein sauberes Geschirrtuch. Darauf platzierst du den Teig, machst eine Art Sack daraus und drückst auf diese Weise aus dem Teig etwas Flüssigkeit. Aber pass auf, dass der Teig nicht zu trocken wird. Abschließend den Teig in zehn kleine Muffinförmchen füllen und im vorgeheizten Backofen bei 180 Grad etwa 15 Minuten backen. Schmecken frisch am besten – doch du kannst sie auch noch am nächsten oder übernächsten Tag genießen.

Pro Stück
3 Gramm Eiweiß
3 Gramm Fett
7 Gramm Kohlehydrate

LOW CARB REZEPTE

Wenn du dir die Rezepte der Low Carb Küche anschaust bekommst du vielleicht den Eindruck, dass sie den herkömmlichen sehr ähnlich sind. Das stimmt auch - nur dass eben Zutaten verwendet werden, die wenig oder keine Kohlehydrate liefern.

Schinken-Käse Waffeln

Ein Beispiel dafür sind Schinken-Käse Waffeln im Low Carb Format. Du kannst sie zum Abendbrot oder zum Frühstück essen.

Hier die Zutaten

150 Gramm Käse - z. B. Gouda
150 Gramm Schinken
30 Gramm entöltes Mandelmehl
5 Eier
1 - 2 Esslöffel Wasser
eventuell eine Prise Salz
Gewürze - z. B. Pfeffer, Paprika, Chili

Zubereitung

Den Gouda reiben und den Schinken würfeln. Zusammen mit den Eiern in einer hohen Schüssel gut verrühren. Anschließend das Mandelmehl hinzufügen und wieder durch rühren. Schließlich Wasser und Gewürze unter Rühren noch hineingeben. Noch weiter rühren, bis die Masse glatt und geschmeidig ist. Sie darf nicht zu flüssig sein, aber auch nicht fest wie bei einem Rührkuchen. Wenn sie zähflüssig vom Löffel oder von der Kelle läuft, ist sie richtig. Nun musst du nur noch dein Waffeleisen leicht mit Öl bestreichen, dann vorheizen und schließlich die Waffelmasse in passenden Portionen hineingeben. Die Länge des Bankprozesses ist natürlich abhängig von deinem Waffeleisen und von deinem Geschmack.

Tipp

Wenn du magst, kannst du statt Schinken auch Bacon, Speck oder Salami verwenden.

Nährwerte für die 3 – 4 Waffeln
100 Gramm Eiweiß
80 Gramm Fett
7 Gramm Kohlehydrate

Low Carb Brötchen

Hier die Zutaten

250 Gramm Speisequark
2 Eier
6 Esslöffel Chiasamen
6 Esslöffel Leinsamen
3 Teelöffel Kürbiskerne
2 Teelöffel Sonnenblumenkerne
2 Lauchzwiebeln
Gehackte Kräuter – z. B. Petersilie oder Oregano
Salz und Pfeffer nach Geschmack

Zubereitung:

Zunächst musst du Quark, Eier, Chiasamen, Leinsamen, Salz und Pfeffer in eine Schüssel geben und gut verrühren. Dann beiseitestellen und quellen lassen (15 – 20 Minuten). Während des Quellens Lauchzwiebeln hacken oder in Ringe schneiden und auch die Kräuter hacken. Beides vermischt du nun mit dem Brötchenteig. Aus dem formst du nun 10 kleine Kugeln und legst diese auf ein Blech mit Backpapier. Nun drückst du die Kürbis- und Sonnenblumenkerne leicht in die Oberfläche der Brötchen hinein, wobei diese dabei gern etwas flacher werden können. Aber mach bitte keine Fladen daraus. Der Backvorgang dauert 25 Minuten und zwar im vorgeheizten Ofen. Beim Umluftherd reichen 180 Grad, beim normalen E-Herd sind 200 Grad notwendig.

Pro Brötchen
12 Gramm Eiweiß
13 Gramm Fett
4 Gramm Kohlehydrate

Tipp

Bereite doch während die Brötchen im Ofen sind, noch einen kleinen Dip vor - beispielsweise aus Sauerrahm und Kräutern. Passt prima zu diesen Brötchen.

Low Carb Buletten

Hier die Zutaten

1000 Gramm Gehacktes (gemischt)
250 Gramm Magerquark
3 Esslöffel geriebenen Käse (z. B. Gouda)
1 Bund Schalotten
1 Knoblauchzehe gehackt
Salz, Pfeffer, Kräuter
Olivenöl für die Pfanne

Zubereitung

Die Zutaten musst du gut mischen und durchkneten. Danach formst du daraus 20 Buletten, die du etwas flachklopfst. Nun kommen die Buletten in die Pfanne mit dem heißen Öl. Schalte den Herd oder die Platte aber nur auf mittlere Hitze, denn die Buletten sollen ja nicht verbrennen, sondern langsam gut durchbraten.

Nährwerte pro Bulette:
58 Gramm Eiweiß
44 Gramm Fett
5 Gramm Kohlehydrate

Low Carb Flammkuchen

Hier die Zutaten

200 Gramm geriebenen Käse (z. B. Gouda)
200 Gramm Hüttenkäse
125 Gramm Speckwürfel
200 Gramm Crème fraîche
100 Gramm klein geschnittene Frühlingszwiebeln
30 Gramm Mandelmehl
3 Eier

Zubereitung

Käse, Hüttenkäse, Eier und das Mandelmehl gut mischen. Dann ausmangeln und auf ein Backblech mit Backpapier legen. Im vorgeheizten Backofen bei 180 Grad etwa 20 Minuten lang backen. Anschließend das Blech mit dem Boden aus dem Ofen nehmen und Crème fraîche drauf streichen. Hier kannst du übrigens recht großzügig sein. Der Boden soll also gut mit Creme fraîche bedeckt sein. Jetzt noch die Schinkenwürfel und die Frühlingszwiebeln auf den Boden geben. Abschließend kommt der Flammkuchen für weitere fünf Minuten in den Backofen.

Der gesamte Kuchen hat

33,6 Gramm Eiweiß
47,9 Gramm Fett
5,2 Gramm Kohlehydrate

Tipp

Statt Schinkenwürfel kannst du auch gewürfelten Bacon oder gewürfelte Salami nehmen.

Broccoli Auflauf

Hier die Zutaten

250 Gramm Brokkoli
50 Gramm geriebenen Käse (z. B. Gouda)
40 Gramm Frischkäse
80 ml Schlagsahne
40 Gramm Schinken gewürfelt
1 Ei
1 Knoblauchzehe
Gewürze – z. B. Salz und Pfeffer

Zubereitung

Zunächst den Broccoli waschen. Dann Röschen vom Strunk trennen und Strunk klein schneiden. Beides zusammen kommt für etwa drei Minuten in kochendes Salzwasser. Herausnehmen und in eine Auflaufform geben. Nun musst du Frischkäse, Sahne und Eier miteinander verrühren und würzen sowie den gehackten Knoblauch hinzufügen. Die Hälfte der Schinkenwürfel und die Hälfte des geriebenen Goudas kommen ebenfalls in die Mischung hinein. Mit dieser Mischung den Broccoli in der Auflaufform begießen. Nachdem du schließlich noch den restlichen

Käse und restlichen Schinken darüber gestreut hast, kommt das Ganze für 15 bis 20 Minuten in den vorgeheizten Backofen. (200 Grad, bei Umluft 180 Grad).

39 Gramm Eiweiß
45 Gramm Fett
10 Gramm Kohlehydrate

Wrap mit Räucherlachs

Hier die Zutaten

40 Gramm Gartenkräuter
30 Gramm Hartkäse gerieben
2 Eier
100 Gramm Räucherlachs
5 Radieschen
1 kleine Paprikaschote
1 – 2 Esslöffel Frischkäse
etwas Senf
Salz, Pfeffer und weitere Gewürze nach Geschmack

Zubereitung

Eier trennen; Eigelb mit gehackten Kräutern und geriebenem Käse mischen; anschließend würzen. Nun das Eiweiß zu steifem Schnee schlagen und unter die Mischung heben. Die Mischung auf ein mit Backpapier ausgelegtes Blech geben und dort zu einem Rechteck formen. Im vorgeheizten Backofen (180 Grad) etwa 15 Minuten backen. Herausnehmen, etwas auskühlen lassen und mit Frischhaltefolie zudecken. Sie hat aber nicht die Aufgabe, den Wrap frisch zu halten, sondern soll dir am Ende das Aufrollen erleichtern. Jetzt kommt aber erst mal der etwas schwierigere Akt des Umdrehens, da musst du vorsichtig agieren. Wenn dir das hoffentlich gelungen ist, kannst du das Backpapier abziehen. Nun aus Frischkäse und Senf, den fein gehackten Radieschen und fein gehackter Paprikaschote sowie Gewürzen eine Creme bereiten und auf den Wrap streichen. Darauf kommt nun der Räucherlachs. Mit Hilfe der Folie das Ganze aufrollen und fertig ist dein kleiner Imbiss für mittags oder abends.

Tipp

Lachs ist keine Pflicht. Du kannst auch andere Füllungen wählen - z. B. Schinkenscheiben.

Nährwerte pro Portion:
45 Gramm Eiweiß
40 Gramm Fett
5 Gramm Kohlehydrate

Low Carb Heringssalat

Hier die Zutaten

300 Gramm Matjesfilets
1 kleine rote Zwiebel
1 kleiner Apfel
3 Gewürzgurken
2 Esslöffel saure Sahne
1 Esslöffel Sahne
3 – 5 Esslöffel Cranberrysaft
Kräuter – z. B. Dill
Pfeffer nach Geschmack

Zubereitung

Die Zubereitung ist ganz einfach, denn du musst die festen Zutaten – also Filets, Zwiebel, Apfel und Gurken - nur klein schneiden und in eine Schüssel geben. Die Gurken vorher etwas abtropfen lassen. Nun die flüssigen Zutaten in einem Gefäß mischen und Kräuter hinzufügen. Dieses Dressing jetzt unter den Salat heben. Abschließend das Ganze mit Pfeffer bestreuen.

30 Gramm Eiweiß
40 Gramm Fett
6 Gramm Kohlehydrate

Tipp

Wenn du Heringssalat für einen etwas späteren Zeitpunkt vorbereiten willst, solltest du die Zwiebel zunächst weglassen. Sie hat nämlich die Angewohnheit, sich hinsichtlich des Geschmacks allmählich in den Vordergrund zu drängen. Füge die Zwiebel daher erst eine Stunde vor dem Servieren hinzu.

MEDITERRANE REZEPTE

Die mediterrane Küche zeigt sich sehr vielseitig - allerdings nicht beim Frühstück. Da bewegt sich der Süden vor allem zwischen Weißbrot, Croissant und Jogurt. Letzterer ist aber für einen Start in den Tag sehr gut geeignet. Die restlichen Mahlzeiten gestalten sich dafür sehr abwechslungsreich, damit man jeden Tag problemlos ein anderes Menü zaubern kann.

Frühstücksjoghurt mit Pfirsich griechische Art

Hier die Zutaten

500 Gramm griechischer Joghurt
250 Gramm Pfirsiche
50 Gramm Mandeln oder Nüsse
Honig nach Geschmack
Minzblätter

Zubereitung

Die Pfirsiche klein schneiden und die Nüsse oder Mandeln raspeln. Den Jogurt mit dem Honig mischen. Nun stellst du vier Gläser auf den Tisch und schichtest dort hinein abwechseln Joghurt, geschnittene Pfirsiche und geraspelte Mandeln oder Nüsse. Obendrauf noch etwas Honig träufeln. Das Ganze mit Minze Blättern abschließen.

Pro Portion
10 Gramm Eiweiß
22 Gramm Fett
20 Gramm Kohlehydrate

Omelett a la Provence

Hier die Zutaten

1 kleine Aubergine
1 kleine Zucchini
1 rote Paprikaschote
1 Zwiebel
1 Knoblauchzehe
5 Oliven ohne Stein
4 Eier
4 cl Milch
Gewürze: Salz, Pfeffer, Kräuter der Provence
Öl für die Pfanne

Zubereitung

Zucchini, Aubergine und Paprikaschote zerkleinern, die Schote natürlich vorher entkernen. Anschließend Öl in die Pfanne geben und erhitzen. Das zerkleinerte Gemüse hineingeben und bei mittlerer Hitze vorsichtig anbraten. Zwiebel in Ringe schneiden, Knoblauch hacken und beides zum Gemüse geben. Jetzt solltest du schnell die Eier mit der Milch und den Kräutern quirlen und über das Gemüse in der Pfanne geben. Zudecken und bei mittlerer Hitze einige Minuten durch stocken lassen. Zum Abschluss die gehackten Oliven über das Omelett geben.

Nährwerte pro Portion:

20 Gramm Eiweiß
25 Gramm Fett
8 Gramm Kohlehydrate

Darf nicht fehlen: Der griechische Salat

Hier die Zutaten

100 Gramm Tomaten
200 Gramm Salatgurke
1 Paprikaschote
1 Zwiebel
5 Oliven ohne Stein
100 Gramm Schafskäse
1 Esslöffel Olivenöl
1 Esslöffel weißen Balsamico Essig
frische Basilikum Blätter
Gewürze: Salz und Pfeffer

Zubereitung

Die Gurke fein hobeln, die Tomaten vierteln, die Paprikaschote in Streifen schneiden und die Zwiebel in Ringe schneiden. Das alles gibst du jetzt in eine Salatschüssel, fügst die Basilikum Blätter dazu und bröselst den Schafskäse darüber. Salz und Pfeffer darüber streuen und vorsichtig mischen. Nun machst du aus Olivenöl und Balsamico Essig eine einfache Salatsoße und gießt diese über den Salat. Damit ist eine Portion fertig – guten Appetit.

Nährwerte pro Portion:

16 Gramm Eiweiß
26 Gramm Fett
11 Gramm Kohlehydrate

Spagetti Tonno

Hier die Zutaten für zwei Portionen

250 Gramm Spagetti
1 Zwiebel
1 Paprikaschote - Farbe ist egal
1 Becher Sauerrahm
1 Dose Tunfisch
Olivenöl
Salz und Pfeffer

Zubereitung

Spagetti in Salzwasser kochen - natürlich al dente. Zwiebel in dünne Ringe, Paprikaschote nach dem Entkernen in kleine Stücke schneiden in eine Pfanne mit erhitztem Öl geben und dünsten, nicht braten. Tunfisch aus der Dose nehmen, mit der Gabel etwas zerdrücken und ebenfalls in die Pfanne geben. Salz und Pfeffer hinzufügen und den Sauerrahm unterrühren. Nun kommt der schwierigste Akt, denn die Mischung musst du jetzt nochmal erhitzen. Aber pass gut auf - kochen darf sie auf gar keinen Fall. Nun noch die Spagetti abgießen und mit der Tunfisch Soße verrühren.

Beide Portionen zusammen haben
40 Gramm Eiweiß
30 Gramm Fett
50 Gramm Kohlehydrate

Gefüllte Paprikaschoten

Hier die Zutaten

100 Gramm Reis
100 Gramm Schafskäse
1 Zwiebel
1 Knoblauchzehe
2 Esslöffel Tomatenmark
3 Paprikaschoten
Gewürze, z. B. Pfeffer, edelsüßen Paprika, Kümmel, Salz

Zubereitung

Den Reis kochen, Zwiebel hacken, Tomaten vierteln und den Schafskäse zerbröseln. Nun das Tomatenmark mit den Gewürzen verrühren – wegen der Konsistenz eventuell einen kleinen Schluck Wasser dazugeben. Diese Paste und den fein gehackten oder gepressten Knoblauch unter den Reis mischen, wenn dieser gar ist. Anschließend Zwiebel, Tomaten und Schafskäse hinzugeben. Alles gut verrühren. Nun kommen die Paprikaschoten an die Reihe. Diese musst du öffnen indem du den Strunk herausschneidest. Dann die Kerne entfernen und den Reismix hineingeben. Zum Garen benötigst du einen Topf mit Dampfeinsatz. Den füllst du etwa einen Zentimeter hoch mit Wasser und stellst die Schoten in den Dampfeinsatz. Das Garen dauert etwa zehn Minuten.

Tipp

Du magst es etwas schärfer? Dann hacke eine Chilischote und gib sie in den Reis

Nährwerte pro Portion:

18 Gramm Eiweiß
15 Gramm Fett
70 Gramm Kohlehydrate

Ein Joghurt Drink – auch Ayran genannt

Hier die Zutaten für zwei Portionen

500 Gramm Joghurt
500 Gramm Wasser
Minze
Salz

Zubereitung

Den Joghurt musst du mit dem Schneebesen bearbeiten. Daher solltest du ihn in eine etwas größere Schüssel geben. Das kaltes Wasser Schluck für Schluck hinzufügen und die Masse weiterhin schlagen. Zum Schluss noch Minze und Salz hinzufügen und servieren. Ayran ist übrigens sehr gut für heiße Sommertage geeignet.

Gefüllte Melone

Hier die Zutaten

2 kleine Melonen
2 Esslöffel Mandeln gehobelt
2 Birnen - sollten reif sein
1 Apfelsine
1 Esslöffel Birnendirektsaft
500 Gramm Joghurt
etwas Kardamom
Minze

Zubereitung

Zunächst die Melonen quer halbieren und von den Kernen befreien. Dann die Mandeln bei mittlerer Hitze in einer Pfanne anrösten und anschließend abkühlen lassen. In der Zwischenzeit die Birnen schälen, entkernen und Scheiben schneiden. Die Apfelsine schälen und filetieren. Nun wenden wir uns dem Joghurt zu, der mit dem Birnensaft und dem Kardamom gemischt werden muss. Hinzu kommen nun noch die Birnenscheiben, die Filets der Apfelsine sowie die Blätter der Minze. Das Ganze in die Melonenhälften füllen. Finalisiert wird das Rezept indem du die Mandelblättchen darüber streust.

Tipp

Wenn die Melonenhälften nicht stehen wollen, kannst du an deren Unterseiten eine kleine Scheibe abschneiden – natürlich vor dem Füllen.

Nährwerte für eine Melone:
7 Gramm Eiweiß
7 Gramm Fett
30 Gramm Kohlehydrate

VEGETARISCHE REZEPTE

Beim vegetarischen Frühstück denkst du vielleicht an ein Müsli. Das passt auch gut. Doch möglicherweise gehörst du zu jenen Leuten, die auch zum Frühstück lieber Brot essen und dafür einen leckeren Aufstrich suchen. Hier haben wir einen solchen.

Eieraufstrich mit Gurke

Hier die Zutaten für zwei Scheiben Brot

75 Gramm Salatgurke
2 Teelöffel Magerquark
1 Ei
1 Teelöffel Senf
frische Kräuter
kalt gepresstes Rapsöl
Salz und Pfeffer

Zubereitung

Falls du ansonsten weiche Frühstückseier bevorzugst, musst du diesmal umdenken und die Eier etwa sieben bis acht Minuten lang hart kochen. Die Gurke wird halbiert, per Löffel von den Kernen befreit und winzig klein gehackt. Klein gehackt werden auch die Kräuter. Nun müssen die inzwischen etwas abgekühlten Eier gepellt und halbiert werden. Aus den Eierhälften das Eigelb herauslösen und mit Hilfe einer Gabel zerdrücken. Das Eiweiß fein hacken. Alle Zutaten plus Quark, Öl und Senf vermischen und mit Salz und Pfeffer abschmecken. Damit zwei Scheiben Brot bestreichen und mit den Kräutern bestreuen.

Beide Scheiben zusammen haben
7 Gramm Eiweiß
5 Gramm Fett
10 Gramm Kohlehydrate

Süßkartoffeln im Couscous Mantel

Hier die Zutaten

5 Süßkartoffeln
200 Gramm Couscous
2 Eier
4 Esslöffel Mehl
100 Milliliter Olivenöl
Gewürze: Salz und Pfeffer

Zubereitung

Nachdem du die Süßkartoffeln gewaschen und der Länge nach in Scheiben geschnitten hast, musst du sie etwa eine Minute lang in kochendem Salzwasser blanchieren. Nun brauchst du zwei flache und einen tiefen Teller. Im tiefen Teller werden die Eier verquirlt, auf die beiden flachen Teller kommen Couscous und Mehl. Im nächsten Schritt werden die Süßkartoffelscheiben zunächst im Mehl gewälzt, dann in die verquirlten Eier getaucht und schließlich im Couscous gewendet. Nun müssen sie nur noch in einer Pfanne mit erhitztem Olivenöl von beiden Seiten goldgelb gebraten werden. Reicht für vier Personen

Enthält zusammen
10 Gramm Eiweiß
21 Gramm Fett
55 Gramm Kohlehydrate

Broccoli Auflauf

Hier die Zutaten für vier Personen

500 Gramm Broccoli
2 Paprikaschoten
500 Gramm Gnocchi
30 Gramm Mehl
30 Gramm Butter
Viertel Liter Milch
3 Esslöffel Sahne
130 Gramm geriebenen Käse (z. B. Gouda)
Gewürze: Salz, Pfeffer

Zubereitung

Den Broccoli in Röschen teilen, die Paprikaschoten in Streifen schneiden und beides in leicht gesalzenem Wasser fünf Minuten blanchieren. Die Gnocchi ebenfalls in leicht gesalzenem Wasser kochen. Wenn sie an die Oberfläche steigen sind sie gar. Nun wird die Butter in einem Topf geschmolzen - aber bitte nicht braun werden lassen. Der geschmolzenen Butter wird unter ständigem Rühren das Mehl zugefügt. Anschließend Milch und Sahne angießen sowie Salz und Pfeffer einstreuen. Aufkochen und dabei das Rühren nicht vergessen.

Schließlich noch den Käse hinzufügen und schmelzen lassen. Vom Herd nehmen und noch ein bisschen weiter rühren. Nun das Innere einer Auflaufform mit Butter ausstreichen und dann das Gemüse und die Gnocchi hineingeben. Das Ganze mit der Soße übergießen und im auf 180 Grad vorgeheiztem Backofen auf der mittleren Schiene überbacken. Dauert etwa eine Viertelstunde.

Nährwerte pro Portion:

28 Gramm Eiweiß
23 Gramm Fett
80 Gramm Kohlehydrate

Pochierte Eier auf Joghurtsoße mit Spinat

Ein Klassiker - nicht nur in der vegetarischen Küche.

Hier die Zutaten für zwei Personen

200 Gramm Blattspinat (aus der Tiefkühltruhe)
100 Gramm Joghurt
100 Gramm saure Sahne
4 Eier
2 Esslöffel Butter
2 Esslöffel Essig
Gewürze: Salz, Pfeffer, Paprika edelsüß, Prise Chilipulver, geriebene Muskatnuss

Zubereitung

Den etwas angetauten Blattspinat in einen Topf geben, etwas Salz hinzufügen und kurz köcheln lassen - vielleicht sechs Minuten. Joghurt mit Chili- und Paprikapulver verrühren. Nun kommt der etwas herausfordernde Akt des Ganzen, nämlich das Pochieren der Eier. Dafür musst du sie einzeln aufschlagen und jedes für sich vorsichtig in eine Tasse gleiten lassen. Anschließend noch vorsichtiger jedes für sich in kochendes Essigwasser gleiten und kurz stocken lassen. Dann mit Hilfe von zwei Esslöffeln ein bisschen formen. Jetzt solange pochieren, bis das Eiweiß seine durchsichtige Konsistenz verloren hat – dauert etwa drei Minuten. Beim anschließenden Herausnehmen erneut höchste Vorsicht walten lassen. Nun den Blattspinat noch kurz in Butter schwenken und Pfeffer sowie Muskat hinzufügen. Schließlich den fertigen Spinat auf zwei Teller verteilen, jeweils zwei pochierte Eier daraufsetzten und das Ganze mit der Joghurtsoße übergießen.

Nährwerte pro Portion:

10 Gramm Eiweiß
18 Gramm Fett
2 Gramm Kohlehydrate

Kartoffelgratin klassisch

Hier die Zutaten für zwei Personen

400 Gramm Kartoffeln festkochend
70 Gramm Crème fraîche
70 Milliliter Sahne
1 Knoblauchzehe
1 Eigelb
Gewürze: Salz, Pfeffer, Muskatnuss
Öl für die Auflaufform

Zubereitung

Die Auflaufform mit Öl und danach mit der halbierten Knoblauchzehe einreiben. Kartoffeln schälen, in dünne Scheiben schneiden und in die Form schichten. Aus Crème fraîche, Sahne und Eigelb sowie den Gewürzen einen Guss bereiten. Restlichen Knoblauch pressen und in den Guss geben. Den Guss über die Kartoffeln gießen. Im vorgeheizten Backofen bei 180 Grad etwa 45 Minuten lang überbacken.

Tipp

Wenn dir frische Kartoffeln zur Verfügung stehen, kannst du sie ungeschält verwenden.

Nährwerte pro Portion:

3 Gramm Eiweiß
12 Gramm Fett
12 Gramm Kohlehydrate

Kartoffelpüree - diesmal mit Käsekruste

Hier die Zutaten

500 Gramm Kartoffeln
30 Gramm Butter
125 Milliliter Milch
1 Eigelb
30 Gramm geriebenen Käse (z. B. Gouda)
Gewürze: Salz, Muskatnuss gerieben
Bund Kräuter - z. B. Dill oder Schnittlauch
Fett für die Form

Zubereitung

Ungeschälte Kartoffeln kochen, anschließend pellen und pürieren. Mit warmer Milch, etwas Butter und Eigelb mischen, mit Salz und Muskat würzen. Kartoffelpüree in eine mit Fett eingeriebene Auflaufform füllen, mit dem geriebenen Käse bestreuen und Butterflöckchen darauf setzten. Im vorgeheizten Backofen bei 200 Grad auf der mittleren Schiene etwa 15 Minuten überbacken. Vordem Servieren mit gehackten Kräutern bestreuen. Reicht für zwei Personen.

Tipp

Magst du es ein bisschen dekorativ? Dann fülle doch ein klein wenig Kartoffelpüree in einen Spritzbeutel. Damit kannst du das Püree in der Form ehe du den Käse darüber streust, fantasievoll verzieren.

Nährwerte pro Portion:

6 Gramm Eiweiß
10 Gramm Fett
22 Gramm Kohlehydrate

Arabische Kibbeh

Hier die Zutaten

250 Gramm Bulgur
2 Auberginen
2 Knoblauchzehen
1 Zwiebel
1 Chilischote
Gewürze: Salz sowie Piment und Koriander, beide gemahlen
Speisestärke
Öl für die Pfanne

Zubereitung

Zunächst musst du den Bulgur 20 Minuten einweichen. Währenddessen die Auberginen nach dem Waschen zerkleinern und den Knoblauch hacken. Chilischote halbieren, von den Kernen sowie dem Stielansatz befreien und ebenfalls hacken. Inzwischen ist der Bulgur gut durchgeweicht. Daher kannst du ihn jetzt in einem feinen Sieb gut abtropfen lassen. Derweil gibst du das Gemüse zum Pürieren in einen Mixer. Nun Bulgur und Gemüsepüree in eine Schüssel füllen. Speisestärke mit etwas Wasser anrühren und darunterheben. Jetzt noch schnell die Zwiebel hacken und mit den Gewürzen zur Masse in die Schüssel geben. Das ganze gut kneten – am besten mit den Händen. Wenn du den Eindruck hast, dass die Mischung genug geknetet ist, kannst du daraus Bällchen formen und diese etwas flach drücken. Nun sind die Kibbeh fast fertig – sie müssen nur noch in die Pfanne und bei mittlerer Hitze in Öl goldgelb gebraten werden. Dürfte für vier Personen reichen.

Nährwerte pro Portion:

40 Gramm Eiweiß
6 Gramm Fett
95 Gramm Kohlehydrate

VEGANE REZEPTE

Am Anfang steht immer das Frühstück - auch bei den veganen Rezepten. Versuchs doch mal mit Crêpes, die sich ganz ohne Milch tierischer Herkunft lecker zubereiten lassen.

Dinkel Crêpes

Hier die Zutaten

150 Gramm Dinkelmehl (30 Gramm davon Vollkorn)
30 Gramm Buchweizenmehl
250 Milliliter Sprudelwasser
200 Milliliter Mandelmilch
1 Esslöffel Ahornsirup
Gewürze: Prise Salz, Prise Kurkuma
Kokosöl

Zubereitung

Abgesehen vom Kokosöl alle Zutaten in eine Schüssel geben und sorgfältig mischen. Die Mischung 15 bis 20 Minuten quellen lassen. Angewärmtes Kokosöl in einer Pfanne erhitzen, etwas von der Mischung hineingeben und Crêpes ausbacken. Fertige Crêpes mit Ahornsirup bestreichen.

Ein Crêpe enthält
3 Gramm Eiweiß
4 Gramm Fett
25 Gramm Kohlehydrate

Kichererbsenpüree (Humus)

Hier die Zutaten

1 Dose Kichererbse
100 Milliliter Sesampaste (Tahina)
1 Knoblauchzehe gehackt
4 Teelöffel Zitronensaft
4 Esslöffel Olivenöl
Gewürze: Salz und gemahlenen Kümmel

Zubereitung

Abgetropfte Kichererbsen, Sesampaste sowie den gehackten Knoblauch in eine Schüssel mit hohem Rand geben. Etwas Wasser hinzufügen und das Ganze pürieren. Die Hälfte des Olivenöls sowie Zitronensaft und Salz kommen auch noch hinein und werden untergerührt. Vor dem Servieren mit Olivenöl und gemahlenem Kümmel bestreuen. Ergibt zwei Portionen

Pro Portion
15 Gramm Eiweiß
45 Gramm Fett
30 Gramm Kohlehydrate

Reisnudelsuppe

Hier die Zutaten

Halber Liter Gemüsebrühe
80 Gramm Reisnudeln
100 Milliliter Kokosmilch
100 Gramm Champignons
1 Chilischote
1 Knoblauchzehe
1 Zwiebel
2 Esslöffel Sojasoße
2 Esslöffel Zitronensaft
Gewürze: Salz und Korianderstängel

Zubereitung

Reisnudeln in einen Topf mit kochendem Wasser geben und gar ziehen lassen - nicht wirklich kochen. Chilischote der Länge nach einschneiden, vom Stielansatz und den Kernen befreien. Die Schote mit den Korianderstängeln und dem zerdrückten Knoblauch in einen Topf geben. Mit Gemüsebrühe und Kokosmilch übergießen. Aufkochen und dann etwa zehn Minuten köcheln lassen. Danach Schote und Stiele aus der Brühe nehmen und Sojasoße sowie Champignons und Zwiebelringe hinzufügen. Fünf Minuten köcheln lassen und danach die Reisnudeln hineingeben. Vor dem Servieren mit Salz und Zitronensaft abschmecken. Ergibt zwei Portionen.

Eine Portion enthält
6 Gramm Eiweiß
10 Gramm Fett
40 Gramm Kohlehydrate

Müsliriegel

Hier die Zutaten

80 Gramm Erdnussmus
50 Gramm Kokosöl
60 Gramm Haferflocken
60 Gramm Sojaflocken
50 Gramm Kokosraspel
2 Esslöffel Ahornsirup
Prise Salz

Zubereitung

Zunächst müssen Kokosöl, Erdnussmus und Ahornsirup geschmolzen werden. Dann Soja- und Haferflocken sowie Kokosraspel und Salz

in einem kleinen Topf schmelzen. Haferflocken, Sojaflocken, Kokosraspeln und Salz miteinander mixen und mit den inzwischen geschmolzenen Zutaten übergießen. Nochmal gut durchmischen. Eine Kastenform mit Backpapier auskleiden und die Masse hineinfüllen. Für mindestens eine Stunde an einen kalten Ort stellen. Wenn die Masse schließlich fest genug geworden ist, diese aus der Form nehmen und in Riegel zerschneiden.

Ergibt acht Riegel. Einer enthält
5 Gramm Eiweiß
16 Gramm Fett
16 Gramm Kohlehydrate

Bunter Gemüsemix im Römertopf gegart

Hier die Zutaten

5 Karotten
1 Aubergine
1 grüne und 1 gelbe Zucchini (klein)
2 Paprika - grün und rot
250 Gramm Tomaten
1 Zitrone
1 Knoblauchzehe
Olivenöl
Gewürze: Salz, Pfeffer, Oregano

Zubereitung

Als erstes muss der Römertopf ins kalte Wasserbad. Darin sollte er eine Viertelstunde bleiben. Währenddessen das gesamte Gemüse waschen, putzen, entkernen und schnippeln. Nun den Römertopf aus dem Wasser nehmen und das Gemüse hineingeben. Nun musst du den Knoblauch hacken, die Zitrone waschen, abreiben und auspressen. Beides zusammen mit dem Olivenöl und dem Oregano mit dem Gemüse vermischen. Jetzt noch mit Salz und Pfeffer abschmecken und ab in den kalten Backofen. Bei 200 Grad eine Dreiviertelstunde garen.

Tipp

Im Römertopf lassen sich zahlreiche Gerichte besonders schonend zubereiten und entwickeln dabei ganz eigene Geschmacksvarianten. Aber denke immer daran, dass ein Römertopf niemals in den vorgeheizten Ofen geschoben werden dar. Das würde er nicht überstehen.

Das ergibt vier Portionen, eine davon enthält
5 Gramm Eiweiß
9 Gramm Fett
23 Gramm Kohlehydrate

Tomaten-Gurken Dip

Hier die Zutaten

2 bis 3 große Tomaten
1 Salatgurke
2 Knoblauchzehen
2 Esslöffel Zitronensaft
Gewürze: Salz und Minzblätter

Zubereitung

Das geht ganz einfach. Du bearbeitest die Gurke und die Tomaten zunächst mit einem Zerkleinerer. Wenn ein solcher nicht zur Verfügung steht, musst du das mit einem Messer per Hand erledigen. Denk aber daran, dass die Stückchen so winzig wie möglich ausfallen müssen. Alles zusammen mit der gepressten Knoblauchzehe und den Minzblättern in einer Schüssel mischen und mit Salz und Zitronensaft abschmecken. Fertig sind vier Portionen.

Eine Portion enthält
1,0 Gramm Eiweiß
0,3 Gramm Fett
3,5 Gramm Kohlehydrate

Mal was Flüssiges mit Schärfe? z.B. Ingwer Shot

Hier die Zutaten

100 Gramm Ingwerwurzel
5 Apfelsinen - am besten Bio
1 Limette
1 Esslöffel Agavendicksaft
Gewürze: Etwas Kurkuma

Zubereitung

Der Ingwer muss gerieben und das Geriebene anschließend per Hand ausgepresst werden. Apfelsinen und Limette ebenfalls auspressen - beispielsweise mit der Zitronenpresse. Die ausgepressten Säfte zusammen mit dem Agavendicksaft in einer Schüssel mischen und mit Kurkuma abschmecken.

Die gesamte Mischung enthält
9 Gramm Eiweiß
6 Gramm Fett
90 Gramm Kohlehydrate

Tipp

Aufgrund des Ingwers ist das eine recht scharfe Sache. Vermutlich wirst du den Shot also nicht auf einmal genießen wollen. Füll ihn daher in eine Flasche und stell ihn in den Kühlschrank.

Die besten Kochbücher

Du hast lustbekommen mehr selbst zu kochen? Dann habe ich hier die besten Kochbücher für alle fünf Ernährungsformen zusammengestellt. So kannst du mit Leichtigkeit die Diäten umsetzen und hast neue Inspirationen für leckere Gerichte. Wir beginnen gleich mit dem Intervallfasten.

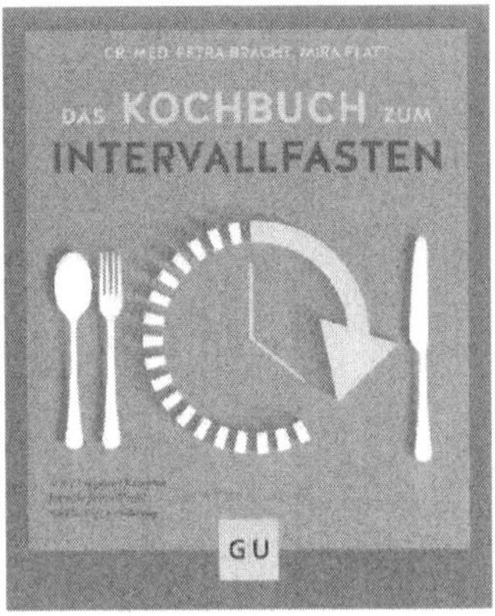

Wer sich für das intermittierende Fasten interessiert, der weiß oft nicht, wie er starten soll. Dieses Buch ist auch für Beginner perfekt geeignet, denn es bietet einen ausführlichen Theorieteil, in dem man alles über Intervallfasten lernen kann und einen detaillierten Rezeptteil mit kreativen, veganen Mahlzeiten. Die Rezepte sind einfach nachzukochen und machen satt. Wer sich also bisher oft vegetarisch und gemüsereich ernährt, wird hier viele neue Eindrücke finden. Außerdem gibt es tolle Erweiterungen, um die Rezepte vegetarisch abzuwandeln.

http://bit.ly/intervallfasten_buch

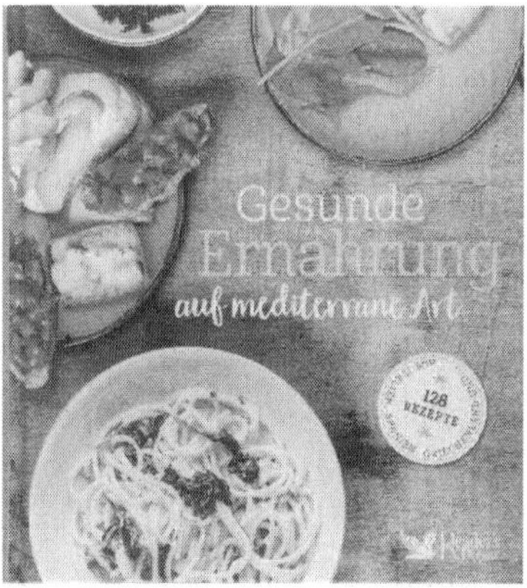

Nutzen Sie diese positiven Eigenschaften der mediterranen Küche schon kleine Änderungen auf Ihrem Speisezettel können Ihrer und der Gesundheit Ihrer Familie viel Gutes tun! Entdecken Sie die Aromen des Südens mit dem neuen Kochbuch Gesunde Ernährung auf mediterrane Art. Es enthält 128 gesunde Rezepte vor allem aus der spanischen, griechischen und italienischen Küche, die allesamt mit gesunden Zutaten zubereitet werden.

http://bit.ly/mediterran_buch

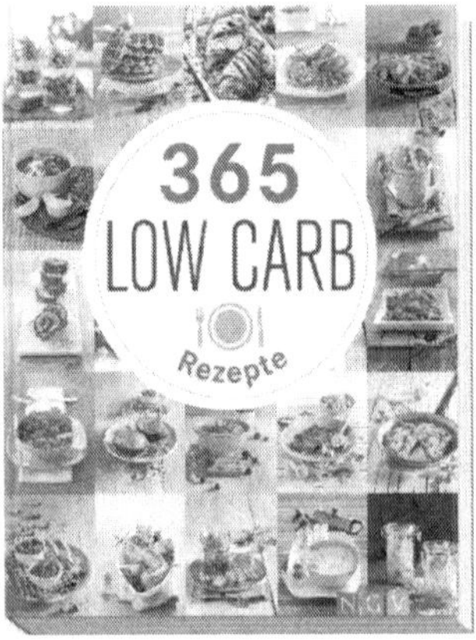

Ob Sie neu einsteigen oder sich schon länger Low Carb ernähren: 365 Low-Carb-Rezepte liefern Ihnen Ideen für jeden Tag im Jahr und für jede Gelegenheit. Ob Hauptgerichte mit oder ohne Fleisch und Fisch, Suppen und Eintöpfe, kleine Gerichte und Snacks, Salate und Raw Food, Frühstücksideen, Desserts, Kuchen und Gebäck: Hier finden Sie die passenden Rezepte.

https://bit.ly/low_carb_buch

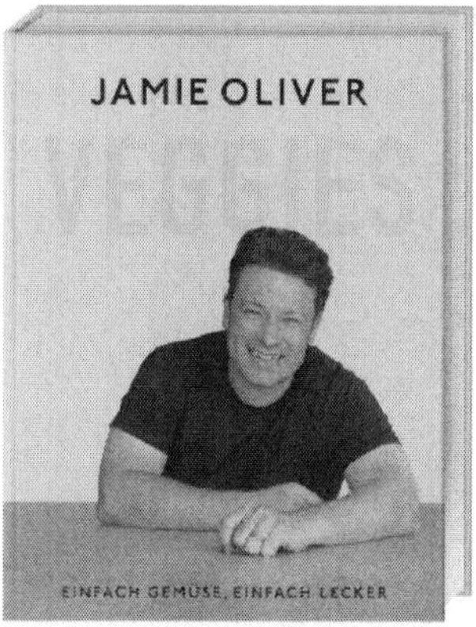

Gemüse spielte für Jamies bewusste Ernährungsphilosophie schon immer eine große Rolle – jetzt bekommt es sogar die Hauptrolle! In seinem neuen Kochbuch widmet sich der einfallsreiche Koch der vegetarischen Küche – mit vielfältigen aromatischen Rezepten. Egal ob Vegetarier, Flexitarier oder alle, die einfach nur wieder geniale neue Rezepte von Jamie Oliver nachkochen wollen – dieses Kochbuch von Jamie Oliver liefert passende Rezepte.

http://bit.ly/vegetarisch_buch

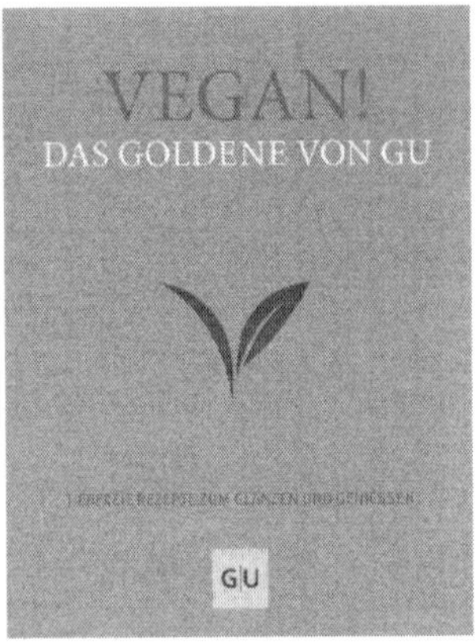

Alltagstauglich vegan ist die Devise. Denn niemand hat Lust auf aufwändiges, stundenlanges Kochen mit 1000 Ersatzprodukten. Die Rezepte zeigen, wie einfach und schnell die vegane Küche ohne tierische Zutaten funktioniert und wie hervorragend rein pflanzliche Rezepte schmecken. Dabei ist für jeden Geschmack etwas dabei: mit oder ohne Soja, glutenfrei, low carb, no carb sowie milcheiweißfrei.

http://bit.ly/vegan_buch

HAFTUNGSAUSSCHLUSS

Der Inhalt dieses Buches wurde mit großer Sorgfalt geprüft und erstellt. Für sämtliche Inhalte kann jedoch keine Garantie übernommen werden. Dies gilt weder für die Richtigkeit, Vollständigkeit, noch Aktualität der Inhalte. Alle enthaltenen Informationen basieren lediglich auf der eigenen Meinung und persönliche Erfahrung des Autors. Der Inhalt darf keines Falls als medizinische Hilfe gesehen werden. Für selbstverursachte Schäden und Fehlhandlung des Lesers wird daher keine juristische Haftung Seitens des Autors übernommen. Zudem garantiert der Autor keinerlei Erfolge mit dem im Buch erwähnten Informationen, da diese wie oben genannt nur auf persönliche Erfahrung des Autors basieren und lediglich als Unterhaltung diesen sollen. Die Verantwortung für die im Buch beschriebenen Ziele liegt einzig und allein beim Leser selbst. Gleichzeitig wird keine Haftung auf den im Buch angegebenen Quellen und externen Webseiten übernommen. Für all diese Inhalte ist einzig und allein der jeweilige Webseitenbetreiber verantwortlich weshalb der Autor automatisch von einer Haftung ausgeschlossen ist.

IMPRESSUM

1. Auflage 2020

RedFOX VERLAG

www.redfox-verlag.de

Kontakt: Michael Stüssi / Seestraße 65 / 8820 Wädenswil

Covergestaltung: Muradezizov

Coverfoto: Depositphotos

Printed in Poland
by Amazon Fulfillment
Poland Sp. z o.o., Wrocław

70310253R00125